グラウンデッドセオリー法を用いた看護研究のプロセス

山本則子
萱間真美
太田喜久子
大川貴子

文光堂

目　次

この本が生まれるまで．そしてこの本ができた理由 ……1

第1章　Grounded Theory Approachとは．そして看護学にいかに用いるか ……5

1　Grounded Theory Approachとは ……7
- Grounded Theory Approachが開発された状況 ……7
- 社会学・社会心理学を中心に，広範な適応範囲 ……7
- GTの研究プロセス：キーワードを用いた簡単な解説 ……8
- 特徴1：理論構築のための研究方法であるということ ……15
- 特徴2：研究プロセスとその内容，細かい技術が比較的平易に解説されていること ……16

2　看護学でGrounded Theory Approachをいかに用いるか ……18

第2章　研究を進めるプロセス ―私たちの経験から― ……21

1　リサーチ・クエスチョン ……23
- リサーチ・クエスチョンとの出会い ……23
- 理論化に向けて ……25
- 現象に密着した概念 ……26
- コンテクストの重要性 ……27
- 自己表現と方法論 ……29
- Grounded Theory Approachの有効性 ……31

2　理論的前提 ……33
- 象徴的相互作用論 ……33
- アプローチの多様性をどう理解するか ……35

研究結果を導くために ……………………………… 36
　　　方法論を生んだ時代 ……………………………… 37
　　　方法論も進化する ……………………………… 38
　　　Grounded Theory Approach の姿勢 ……………………………… 39

③ 研究デザイン ……………………………… **41**
　　　対象と方法 ……………………………… 41
　　　対象・方法を決定するまでに考えたこと，準備したこと ……………………………… 42
　　　妥当性を高めるためのインタビューと参加観察の併用 ……………………………… 43
　　　解釈の責任は研究者 ……………………………… 43
　　　リサーチ・クエスチョンと研究者の選択 ……………………………… 44
　　　さまざまなデータ収集源 ……………………………… 45
　　　インタビューのコツ―具体的な行動から ……………………………… 46
　　　参加観察とインタビューで得られるものは違うのか ……………………………… 47
　　　データ収集に影響する研究者側の要因 ……………………………… 48

④ 研究計画書の作成 ……………………………… **50**
　　　研究計画書の内容 ……………………………… 50
　　　計画書作成にかかわる困難と対策 ……………………………… 50
　　　サンプル数 ……………………………… 52
　　　倫理的配慮 ……………………………… 53
　　　研究成果の返し方とその意味 ……………………………… 56
　　　研究の継続性 ……………………………… 57
　　　分析プロセスの明示 ……………………………… 57
　　　提出する場，状況による計画書の書き方 ……………………………… 58
　　　質的研究の受け入れられ方 ……………………………… 58

⑤ データ収集(1)―準備と開始― ……………………………… **60**
　　　データ収集前の準備 ……………………………… 60
　　　観察のトレーニング ……………………………… 60
　　　コーディングのトレーニング ……………………………… 61
　　　場への入り方のトレーニング ……………………………… 62
　　　機材の準備 ……………………………… 62
　　　記録方法のオプション ……………………………… 64

⑥ データ収集(2)―初期の留意点― ……………………………… **66**
　　　観察記録をとる ……………………………… 66
　　　機材の使用 ……………………………… 67
　　　場になじむ ……………………………… 68
　　　場をつくる ……………………………… 68

テープ起こしは自分で ……………………………… 69
　　ビデオやオーディオテープのリッチな情報 ………… 71

7 データ収集(3)－中盤から後期の留意点－ …………… 73
　　データは後から戻って見ることができるように ……… 73
　　データ収集は分析が進むにつれて変化する …………… 74
　　概念が浮かび上がる時 ……………………………… 74
　　理論的サンプリング ………………………………… 77
　　データ収集の収束段階に向かって …………………… 78

8 コーディング(1)－オープンコーディング－ ……… 80
　　コーディングのとりかかり ………………………… 80
　　最初は記録のすべてに忠実に ……………………… 85
　　最初の段階でどこまで抽象化するか ……………… 87
　　メモについて ……………………………………… 90

9 コーディング(2)－オープンコーディングと軸足(Axial)コーディングの重なり－ …… 92
　　コーディングの際の留意点 ………………………… 92
　　1つのデータに多数のコード ……………………… 92
　　データから離れないように ………………………… 93
　　理論的ノートに何を残すか(1) ……………………… 94
　　分析の方向性は研究テーマによる ………………… 95
　　理論的ノートに何を残すか(2) ……………………… 97
　　分析初期のダイアグラム …………………………… 99
　　軸足コーディング …………………………………… 100
　　軸足コーディングの意味 …………………………… 101
　　概念と概念の関係性 ………………………………… 102
　　理論的サンプリング・継続比較法 ………………… 103
　　ダイアグラム ………………………………………… 104
　　試行錯誤の連続 ……………………………………… 106

10 コーディング(3)－中核カテゴリーの生成とストーリーライン－ …… 109
　　中核カテゴリー(Core Category)について ………… 109
　　ストーリーラインについて ………………………… 113

11 妥当性の確保と結果の記述 …………………………… 118
　　信頼性・妥当性の検討 ……………………………… 118
　　質的研究の評価基準 ………………………………… 119
　　分析結果の確認 ……………………………………… 122
　　結果の示し方 ………………………………………… 123

結果・考察・示唆（implication） ································· 124
　　　雑誌への投稿 ·· 126

第3章　分析の実際 ··· 129

① オープンコーディングと軸足（Axial）コーディングの実際
～第19回日本看護科学学会学術集会交流集会から～ ············· **131**
　　　研究課題と事例の背景 ··· 132
　　　コーディングの実際 ·· 133
　　　現象の起こる条件のバリエーションを探す ··················· 139
　　　コーディングの位置付け ·· 140
　　　多様なコーディングの可能性 ······································· 142

② オープンコーディングと文脈の対話
～第20回日本看護科学学会学術集会交流集会から～ ············· **144**
　　　事例の背景と今回の分析テーマ：
　　　デイケア利用による高齢者と家族との関係変化について ········ 144
　　　分析テーマ：スタッフの葛藤へのこだわり ····················· 148
　　　参加者との対話（意見交換） ·· 150

③ 2つの交流集会を振り返って ································· **156**
　　　第19回学会における交流集会 ······································· 156
　　　第20回学会における交流集会 ······································· 158

あとがき ··· 161

索　　引 ··· 165

著者プロフィール ··· 168

この本が生まれるまで．
　　そしてこの本ができた理由

　この本は，私たちがかつて博士論文，修士論文にGrounded Theory Approachを用いて取り組んだ，挑戦の記録です．それぞれが論文を書いた年は1991年〜1997年とばらつきがありますが，少なくとも日本では，質的研究方法がまだ学位論文の方法論としては十分認められているとは言い難かった時期でした．うらやましくも，Grounded Theory(GT)の提唱者であるストラウスのもとで論文を作成した山本則子氏を除いては，強力な指導教官を得たという幸運があっても，大学の一般の教官には経験者も理解者も少ないこの方法論を用いるために，相当の「独学」を進める必要がありました．

　私たちはGrounded Theory研究会を1998年12月札幌で行われた第18回日本看護科学学会学術集会において開催した交流集会「Grounded Theory Approachを用いた研究の実際」を機に始めました．学会長の中島紀恵子先生が，東京大学大学院地域看護学教室の修了生であった筆者の博士論文の発表をお聞きになり，ご自身の論文指導のご経験から「ぜひ具体的な研究の方法論を共有する機会を看護科学学会で」と交流集会開催を勧めてくださいました．そこでこの方法論を用いて博士論文を作成された太田・山本両氏にお声をかけ，以前「看護系大学院院生・修了生の会」で「質的研究勉強会」事務局をご一緒した（残念ながらこの会は自然消滅してしまいましたが）大川氏にもお声をかけました．当日は約100名の参加を得て，今後のネットワークづくりまでをお約束することになってしまいました．そうして，その約束をたがえたくないと努力した結果，1999年7月，GT研究会が立ち上がりました．当初は大川，太田，萱間，山本の4名が研究会の世話人で，1999年から月刊誌Quality Nursingに座談会形式で連載を行いました．その後，第3回の交流集会から竹崎が参加し，2002年7月現在，この5名がGT研究会の世話人を務めています．

　この5年間は，私にとっても本当に画期的な時間でした．GT研究会の抄読会では，これまで経験のない結果の提示の仕方を学び，GTを用いた論文で，結果をどのように押し出してゆくのかということを考えさせられました．また，継続的にリサーチ・クエスチョンの明確化から分析，追加データ

の収集と進んできている公開分析会では，これまで自分とは分析の道筋が違うのではないかと思っていた山本則子氏との共同作業を繰り返して，用いる言葉や手順を共有する中で，私は一次コーディングからカテゴリの生成に至る過程をセオリティカルノートを書きつつ頭の中で行っており，彼女は文書にしてプロパティやディメンジョンを開き，それらをつなぐストーリーを示唆する図を書き，そしてデータに戻ってそれがデータから拒否されれば，惜しみもなくそれを捨てるということを繰り返していたというスタイルの違いがあり，複数の研究者でのセッションでは，これがむしろ不可欠であることがわかってきました．日本ではまだこの方法に熟達した複数の研究者が取り組むプロジェクトはほとんどなく，このような状況の違いも反映していたのではないかと思わせられました．

　私たちはまた，たくさんの議論もしてきました．例えば，3回にわたって看護科学学会学術集会で開催した交流集会のうち，2回分を編集したものがこの本に掲載されています．この交流集会のプロセスをめぐっては議論がありました．詳細は本文を読んでいただきたいのですが，われわれは編集作業を通して，看護では「文脈」と「逐語」の双方を俯瞰しつつ，また細部にこだわって緻密に分析するという双方向の分析が重要であること，交流集会ではそれぞれが単独に扱われているけれども，そのつながりを示す必要があることを，何通りものメールのやりとりやディスカッションの中で再確認しました．このあたりは，方法論のテキストで「逐語」のテクニックが強調されていて，実際に「文脈」を俯瞰するとはどういうことか，具体的にどのように行うのかということがほとんど触れられていないという問題があると思います．なぜなら，それは実際にやってみないとわからない研究方法における実践の知だからです．そして，どうすればそれを読者の方々と共有できるのかに頭をひねりました．

　このようなことは，看護の技術がたとえ部分的にはマニュアル化されても，実際に提供される時にはそれぞれのスタッフの特性を最大限に生かし，個人間で全く異なる技術として提供される，その姿と似ています．研究者の思考過程もまたさまざまであるからです．だからといって，われわれの限られた時間の中で行える研究の数は限られており，他者の体験に学びつつ，自分なりのスタイルを作り上げてゆくということになるでしょうか．

　このような状況ですから，最初に収録された座談会の頃からは，私自身のGTへの取り組みや研究の手順には大きな変化が起こっています．このプロセスについては，何らかの形で皆様と共有できたらと構想中です．

　しかし，それならばなぜ，あえて過去の体験を読者の皆様にお話ししようと思ったのか．それは，私たちが多くの苦労を覚悟のうえで，なぜこの方法

にひかれたのか，そして，結果として何が得られたのか．私たちがその時点で理解したこと（これは，必ずしもすべて正しいとは思っていません．しかし，なぜそのように理解したのかということには切り込んでいったつもりです），そして，さらなる発展のためにはどのような知識や技術が必要であったのか．そうしたことは，当時の看護教育，実践，そして研究の状況に大きく影響を受けており，そして私たちの書いた論文が，その後の状況に影響した部分も，たとえわずかでもあったはずです．それを残しておくことは決してむだではないと思ったからです．

　また，方法論の洗練は大きいとしても，研究に対するスタンスもまた変わっていません．それは，データに対する全幅の信頼，すなわち真実は現場の中にこそあるという思いです．データが語っていることをどれだけ聞き取れるか，把握できるか，そこには自分の枠を大きく打ち破ってくれる広がりがあり，自分の狭い予測が大きく裏切られて世界が広がる時の体が震えるような感覚は，本当にすばらしいと思います．一流の研究者とは，自由に，朗らかに真実に対していつも開かれている人を指すのではないか．これは量的研究にしろ，質的研究にしろ同じで，むしろ良い研究者とはその境界をも越えられる人を指すのかもしれない．最近大きなプロジェクトに関与することが増え，他領域の魅力的な研究者に会うことが増えるにつけそう思います．しかし，データへの情熱という意味では，学位論文執筆当時の気概をむしろ忘れてはならないとも考えています．

　医学界では Evidence Based Medicine が全盛です．筆者は1997年に英国留学の機会を得ましたが，欧州の看護界は EBM を受けて Grounded Theory Approach を用いた実証的研究に取り組んでいました．Evidence とは，量的・質的の区別や差別を伴いません．看護の知識の蓄積のための方法論が市民権を得るための，これは1つのチャンスでありましょう．Evidence を実証的に示す説得力のある研究を集積すれば，看護が学際的にも認められるということですから．Grounded Theory Approach は，そうした意味で実証的データを積み上げていく社会学の，積極的な実証的・帰納的研究を推進する動きに端を発し，フィールドとしては看護の領域で具体的なノウハウが蓄積されてきた数少ない方法論の1つとして認知されています．現に筆者自身，医学の研究班から，方法論の提供を望まれることも増えました．現在も5つのプロジェクトにかかわり，新しい世界を広げています．

　しかし，この方法論の具体的な発展を促すためには，やはり実際の，生の経験を，多少恥をかくこと覚悟で提示していかなければならないとも思っています．やってみて初めてわかることがいっぱいあるということは，実践家

としての看護職が誰より知るところでしょう．

2ヵ月ごとにGT研究会の例会があります．準備や分担でしんどいなと思うことも多いですが，この方法論について自分たちなりの積み重ねをしてきたことは誇れると思っています．
前述の山本氏に加えて，いつも物静かな，一貫性のある発言で私たちの場を支えてくださる太田喜久子氏，忙しい中で魅力的な会報を書いてくださっている大川貴子氏，事務局のいろいろでいつもお世話になっている遠藤美代子氏，新しい世話人として第3回交流集会に全力投球してくださった竹崎久美子氏，そして，ご多忙の中を私たちの会にご参加くださり，温かいコメントを賜ったゲストの木下康仁先生，水野節夫先生など，多彩で魅力的なメンバーやお客様にお会いできることは，大きな喜びです．

読者の皆様には，この本を方法論の教科書として読んでいただきたくはないのです．過去の一時点で，その時代の研究者がもった疑問，行った研究の動機，手順，それらを通してこれからの皆様自身の看護研究を考えるきっかけとしていただければ幸いです．そのような比較分析の視点こそが，GTを用いる研究者に不可欠のものだと考えています．
経験を踏み台にして，さらなる発展を目指す．この点では，本を書くことになったわれわれも皆様と何ら変わることはありません．是非ご一緒に，前を向いて進んでいけますことを願っております．

また本書は，私たちの研究会のプロセスに，その始まりからかかわってくださった文光堂の藤本さおりさんの立ち会いのもとに生まれました．いつもあたたかいその見守りに，お礼を申し添えたいと思います．

著者を代表して　萱間真美

第1章

Grounded Theory Approach とは,そして看護学にいかに用いるか

本書のための書き下ろし

Grounded Theory Approachとは

山本則子

■ Grounded Theory Approachが開発された状況

　Grounded Theory Approach(以下，GT)は，GlaserとStraussという米国の社会学者が1960年代に自分たちの研究プロジェクトを通じて開発し(1967)，その後Glaser(1978)，Strauss(1987)，Strauss & Corbin(1998)等によりさらに方法論上の展開をみた質的研究法の一種である．20世紀初頭まで社会学の中心を占めていた研究方法は，既存の「誇大理論(Grand Theory)」から演繹して仮説を立て，それを検証するというものであった．このような研究のあり方に疑問を呈し，より現場に根ざした知識の蓄積を意図した研究者から，GTは発展してきた．問題解決志向の米国プラグマティズムと広範なフィールドワークおよびインタビュー，当事者の見解などを重視するシカゴ学派社会学の伝統を受け，現場から「たたき上げ式の理論」（佐藤，1992）を構築することを目的とした研究方法である．

■ 社会学・社会心理学を中心に，広範な適応範囲

　この研究方法を開発したGlaserとStraussはカリフォルニア大学サンフランシスコ校看護学部の中の「社会行動科学学科(Department of Social & Behavioal Sciences)」に籍を置き，看護研究者の育成に深くかかわっていた．このため，米国では多くの看護研究者がこの研究方法を学んだ．看護学教育全般，特に大学院教育において米国の影響を強く受けている日本の看護学においても，GTは早くから注目され，活用されてきた．しかしGTは看護学でのみ活用される独特な研究方法ではない．社会学・社会心理学を基盤として，それらの方法論を活用した実践知の蓄積を意図する社会福祉学，教育学，公衆衛生学などの諸領域で広く活用されている研究方法である．米国のみでなく，質的研究全般において米国とは異なる発展経緯をもつヨーロッパ諸国においても，この研究方法は一定の位置付けを与えられているようである(Flick, 1998)．

◼ GTの研究プロセス：キーワードを用いた簡単な解説

　GTによる研究プロセスの詳細を限られた紙面で紹介することは難しく，興味をもって活用してみたいと考える方には，StraussやGlaserらの著書，あるいはGTに関する近年の著作(木下，1999)などを読まれるようお勧めしたい．ここでは，GTにおける主要な概念を私自身の理解[*1]に基づいて紹介することで研究プロセスのアウトラインを示し，後の章を読む際の参考になるようにしたい．

1) カテゴリー Category・概念 Concept・特性 Property・次元 Dimension

　GTの最終ゴールは現象に根ざした抽象概念(カテゴリー)を生成し，その関係性を詳細に説明することにより理論を構築することである．理論においてカテゴリー間の関係性を詳細に説明するためには，カテゴリー，概念，特性，次元という考え方を用いる．まず，カテゴリーとは高度に抽象化の進んだ概念のことで，「なんらかの現象全体に対してつけられる(Strauss & Corbin, 1998；p.101．以下，引用頁は同書)」名前である．カテゴリーと概念の境界線は必ずしも明確ではないように思うが，概念はカテゴリーよりも抽象度が低く，「理論構築のための建築ブロック(p.101)」と呼ばれる．特性[*2]は「カテゴリーを定義付け，それに意味を付与するもの(p.101)」と定義されている．これは概念あるいはカテゴリーの性質・特質を表すものであり，概念やカテゴリーが「どのような」ものかを説明する．特性を考えることによって概念に対する理解が深められる．次元[*3]とはある特性がとりうる多様性の範囲(あるいは個別事例から見れば連続線上の位置付け)であり，「カテ

[*1]：以下の解説は私が勉強した範囲での理解に基づくものであり，GTの原作者らの見解を直接代弁しているとは限らないことを強調しておきたい．興味をもたれた読者は直接原著にあたり，私の見解を批判的に読んでいただくようお願いしたい．ただし，私の理解だけではGTの「原作」に根ざしているとは言えないため，専門的なキーワードの定義はできるだけStraussとCorbinの著作(1998)から引用することにした．
　GTの具体的な研究プロセスに関しては諸説があり，特に原作者であるGlaserとStraussの間でも見解が分かれているとされる部分がある．私自身は特にどちらかあるいはそれ以外により多く賛成するという立場ではないが，StraussとCorbinによる質的研究のセッションに1年半程度定期的に参加したり，StraussやCorbinに博士論文の分析内容を読んで指導していただいたりしたために，私のGTの理解は彼らのそれに近い可能性が高い．しかし，Glaserの著書，特に1978年の著作から分析を行ってゆくうえで多くの示唆を得ており，彼の主張も私の理解や分析スタイルに大きな影響を与えていると思われる．このようなスタンスをあらかじめ明確にしておきたい．

[*2]：例えば，「走る」という概念には，「速度」「距離」などの特性が考えられる．「速く長い距離を走る」「ゆっくり短い距離を走る」など特性を知ることによって個別の「走る」という現象をより詳細に理解できる．

[*3]：例えば，「みかん」という概念の特性の1つに「甘み」を考えたとすると，次元とは「全く甘みがない」から「とても甘い」までの連続線上で個別のみかんが置かれる位置のことを指す(「やや甘い」「とても甘い」など)．

ゴリーに特異性を与え，理論に多様性を与える（p.101）」と説明されている．

　なぜ理論構築にこのような考え方が必要なのであろうか．分析からカテゴリーを導き出しても，それらを単に列挙するだけでは理論とは言えない．それらの理論がどのようにお互いにつながりあっているかをできるだけ詳細に述べることにより，理論の中身を濃い（dense＝いろいろな現象を詳しく説明できる）ものにすることができる．特性・次元という考え方はその手段である．

　「ショートステイの利用可能性と実際のショートステイ利用には関連がある」と述べるだけではあまり説明力がない．ここで例えば，「利用可能性」という概念に「ショートステイの質」「利用による不利益」などという特性を付け，「ショートステイ利用」という概念に「平常時の利用」「緊急時の利用」などという特性を付けるとする．そうすると，「ショートステイの利用可能性」という概念の「ショートステイの質」という特性が「とても良い」という次元にあり，「利用による不利益」という特性が「とても少ない」という次元にある場合は「ショートステイの利用」は「平常時の利用」でも「緊急時の利用」でも「多用する」が，「質」は良くても「不利益」が大きい時は「緊急時の利用」だけが「多用する」になる，などの関係を探索することができる．単に「利用可能性と実際の利用には関連がある」と述べるよりも，「ショートステイの質が良く不利益も少なければいつでも利用されるが，たとえ質が良くても不利益が大きければ，利用は緊急時に限られる．質が悪く不利益が大きければたとえ目の前にショートステイがあってもそれはどんな時にも利用されない」と述べるほうが，よほど詳しい説明ができる．このように，特性，次元という考え方を用いることにより，詳細な理論の構築が可能になる．あるいは「ショートステイの利用可能性」という概念を，その他の概念と合わせて「介護サービスの利用可能性」という，より抽象度の高いカテゴリーにすると，より広い範囲の現象を説明できるようになる．カテゴリー・概念・特性・次元の意味とその存在理由は以上のようなものである．

2）理論的サンプリング Theoretical Sampling

　「理論的サンプリング」の説明として，StraussとCorbinは「出現しつつある概念に基づくサンプリングであり，次元の範囲や多様な状況——これらに沿って概念の特性（とその次元）が異なるのであるが——を探索する目的で行われる（p.73）」と述べている．一般的な量的研究では，初めに調査対象のサンプリング，次いでデータ収集，分析，考察，という「直線的」[*4]な研究プロセスをたどる．GTによる研究プロセスはそのようなものではなく，それまでの研究，分析状況に基づいて次のサン

[*4]：Flickは，一連の研究プロセスにおいて，研究上の設問の決定・方法論の選択・データ収集の選択・データ収集・データ分析・考察などが直線的・一方向的に進む場合を「古典的直線的プロセス」と呼び，そうではない場合の「循環的プロセス」と対比させている（Flick, 1998；p.220）．

プリングとデータ収集を行う．「理論的サンプリング」は，このような分析とサンプリングを繰り返す「循環的」な分析プロセスを説明する際のキーワードでもある．

このような「循環的」な研究プロセスは，GT に限らずフィールドワークを主体とした質的研究には当てはまることが多い[*5]．しかし，「理論的サンプリング」という名前自体は GT において作られたものではないかと思う．この例で見られるように，GT で説明している分析技法の多く（オープンコーディング，継続比較法など）は，GT に独特なものと言うよりは質的研究全般に当てはまる．Strauss らの功績は，それらに名前を付けて理解しやすいようにした，という面も大きいように思う．

3) オープンコーディング Open Coding

Strauss と Corbin は，GT の主な分析プロセスに 3 つの名前を付け，それぞれに特徴的な手技を解説した．これらは「オープンコーディング Open coding」「軸足コーディング Axial coding」「選択的コーディング Selective coding」と呼ばれる．この 3 つのコーディングは，1 つひとつこの順番で用いられるわけではない．これらは分析のプロセス上，必ずしも明確に区別できるものでもなく，またほとんどすべての分析プロセスでこのうち 2 つ以上のコーディングを用いている．ただし，分析プロセスの初期には「オープンコーディング」に属する手続きを用いることが多く，次いで「軸足コーディング」，最終段階に向かうにつれて「選択的コーディング」の手続きの割合が増加する，という全体的な傾向はある．この 3 つのコーディングの名前は，研究方法の説明に便利な手がかりとして使われているという程度に考えるとよいように思う．

オープンコーディングは「データから概念およびその特性・次元を発見する分析プロセス(p.101)」と定義されている．理論の建築ブロックである概念を，その特性・次元という観点から詳細に形成してゆくプロセスである．このコーディングが「オープン」と呼ばれる理由は，後にできるだけ説明力の高い概念を作り上げるために，ここでいろいろな可能性に対して研究者の視野をできるだけオープンにするよう工夫する必要があるからである．あらゆる概念化の可能性に研究者の目を開くためのさまざまな手続きが紹介されている．一語一語に丹念にコードを付けたり (line-by-line coding)，テクストにはない現象を想像して目の前のテクストと比較してみたりという，いわば「頭のストレッチング」を継続的に行う．

4) 継続比較法 Constant Comparison

一連の研究プロセスを通して用いられる具体的な頭の働かせ方は「継続比較法」

[*5]：しかし，研究によっては，質的アプローチであっても「直線的プロセス」で研究が進められる場合もある．

および「継続的な問い」と名付けられている．「継続比較法」とは，テキスト中の言葉や形成されつつある概念・現象などを次々比較し，それらを統合する名前を探索することで抽象化を進めたり，現れつつあるカテゴリーを文脈化[*6]したりする分析手続きである．前述のように，直接テキストに現れていない事態を想像し，現実のデータとの比較の対象にしたりもする．このような比較という頭の働かせ方もGTに独特のものではないが，このように名前を付けることで，分析者が意識していない頭の働きに注目し，意識的に用いることができるようになるという点が重要である．

　この継続比較法は，GTの分析プロセスにおける概念形成の部分において主要な頭の働かせ方である．このため，GTの手続きを基に分析しているのだが理論構築までには至っていない研究論文などでは，研究方法の説明にこの用語が用いられることが多いようである．「StraussとCorbinによる継続比較アプローチを用いて分析した」などという表現がそうである．

5) 継続的な問い Constant Questioning

　「継続的な問い」という頭の働かせ方は，継続比較法ほどにも議論されないように思う．これは，テキストデータを分析する際にあまりにも当然な頭の使い方であるためと思われる．しかしこれも継続比較法と同じく分析の基礎であり，改めて意識的に行うことで分析をより深めることができるように思う．StraussとCorbinが紹介した問いの例[*7]は**表1**のようなものである(p.77)．

6) メモ Memoing・図示 Diagramming・分類 Sorting

　メモ・図示・分類は分析を効果的に展開するための作業(手の働かせ方)である．これらの作業はGTを行ううえで不可欠な存在であり，上記の継続比較法・継続的な問いといった頭の働かせ方は，このような手の働かせ方をすることで半ば強制的に進められる．この意味でこのような地道な作業に改めて名前を付け，研究者に注意を喚起したことは，GTのプロセスを理解するうえで非常に役立っていると思う．

　メモは「研究者の分析，考え，解釈，問い，今後のデータ収集の方向性などに関する記録(p.110)」であり，コードノート，理論的ノート，操作的ノート，あるいはそれらに類するものがある．実際に分析の途上で書く場合は，「1つのメモにこれらの成分が混ざっている場合もある(p.218)」．日本語でノートというと別々の手帳(ノートブック)を準備するように想像するかもしれないが，この場合のノートと

[*6]：カテゴリーを，その文脈すなわち前後関係(後述のパラダイムモデル参照)の中で理解すること．

[*7]：StraussとCorbinは，「どのような問いが適切かは分析状況により異なるため(p.77)」具体例を出すことに躊躇している．ここで紹介した問いにとらわれすぎないほうがよいということであろう．

表1 「継続的な問い」の例
(Strauss A, Corbin J：Basics of Qualitative Research. 2nd ed., pp.77-78, Sage, 1998. より【訳・山本】)

---

1. 感受性を高める問い(データが語っていることに研究者を近づかせるための問い)
   - ここでは何が起こっているのか(話題，問題，心配)?
   - かかわっている人は誰か?
   - 彼らはどのように状況を定義付けているか?
   - 彼らにとってのその意味は何か?
   - その状況の定義付けや意味は，登場人物によって異なるか?
   - いつ，どのように彼らはふるまい，どのような結果になっているか?
   - それらは登場人物によって異なるか?
2. 理論的な問い(概念間の関連性を明確化するために，研究者が現象のプロセスや多様性を見えるようにするための問い)
   - ある概念とその他の概念は何か?
   - もし…ならば何が起こるだろうか?
   - 出来事や行為は時間の経過とともにどう変わるか?
   - より広い視点で見ると構造的な問題は何か? それらはどのように私が現在見聞きしているものにかかわっているか?
3. 実際的・構造的な問い(理論構築を進め，理論的サンプリングのための方向付けをするための問い)
   - よく展開できている概念はどれか? できていない概念はどれか?
   - 私が展開しつつある理論のために，次のデータはどこで，いつ，どのように集めるべきか?
   - データ収集のためにどのような許可が必要か?
   - どの程度の期間がかかりそうか?
   - 私が作りつつある理論は論理立っているか?
   - 論理構造に欠陥(穴のあいたところ)はないか?
   - 理論的な飽和(後述)に達したか?
4. 分析支援のための問い(インタビュー・観察・その他の文書の分析を導く問い)

   初めは自由回答型の問い，分析が進むにつれてより詳細な問いになってゆく．状況により異なるので例を出すのは難しいが，例えば以下のようなものである．
   (初めの頃の問い)これまでにドラッグを使ったことがありますか? あるのであれば，それはどのような経験でしたか?

   研究プロセスの後のほうになっても，以上のような自由回答型の問いは重要であるが，それに加えて，分析内容によってもう少し細かい問いも出てくるであろう．すなわち，概念とその特性，次元に関するより詳細な情報を得るような問いである．
   (後の頃の問い)ドラッグが「簡単に手に入る」ということは，あなたがしたような「ドラッグの使用」の頻度，量，ドラッグの種類に，どのように影響しましたか?

はメモと同義で記録に残すという作業を指しており，別々の手帳が必要なわけではない．

　図示は「概念間の関連性を描写するための視覚的な表現(p.217)」であり，描き方は個別の研究者によりさまざまである．これらは，研究者の思考を進めたり，研究者がデータレベルではなく概念のレベルで現象を表現するようにしたり，生成されつつある理論の論理構造の欠陥を明確にしたりするうえで役立つ．

　分類は，作ったコード・概念・カテゴリーをその類似性や差違等をもとに仕分け・整理する作業である．複数のコードをまとめてそれらを総称するコードを付けたり，整理して内部構造を決定したりすることによって，現象から理論への抽象化が進められる．分類を行ううえで重要なことは「これが正しい」という1つの正解はないということで，選択肢が多様にあることが普通である．研究上の設問や形成されつつある理論にとって最も適切とその時点で判断される分類結果を選択し，分

析を進めてゆく．書いたコードやそれに関するノート・図示を実際にはさみで切って机や床に広げ，文字通り手で仕分けすることもあれば，ワードプロセッサーなどでカット・ペーストを繰り返すこともあろう．質的研究のソフトウェアを利用してコードを分類することもできる[*8]．好みと資源に合わせて選択すると良い．

7) 軸足コーディング Axial Coding

軸足コーディングは「カテゴリーをサブカテゴリーに関連付ける作業である．カテゴリーの軸に沿ってコーディングが起こり，それによって複数のカテゴリーをそれらの特性とその次元のレベルで結び付けるためにこのように呼ばれる(p.123)」．サブカテゴリーとは「カテゴリーに属する概念であり，カテゴリーをさらに明確にしてゆく(p.101)」．

1)の「カテゴリー・概念・特性・次元」の部分で説明したように，濃い(dense)理論を作るためにはカテゴリーを作るだけでは不十分である．それらを特性・次元のレベルで詳細に説明し，さらに複数のカテゴリーを特性・次元のレベルで関連付けてゆかなければならない．前述の例示で言えば，「ショートステイの利用可能性」と「ショートステイ利用」という2つのカテゴリーを，「ショートステイの質」とか「利用による不利益」などという特性と，さらにその「質がとても高い」とか「不利益がとても大きい」などという次元のレベルで結び付けることにより，より説明力の高い理論を作ってゆくことができる．軸足コーディングは，後述するパラダイムモデルなどを手がかりに，このカテゴリー同士の詳細な関連付けを組み立てるコーディングである．

8) パラダイム(モデル) Paradigm Model

パラダイム(モデル)とは，「研究者がプロセスと構造を統合できるようにするための分析上の道具(p.123)」である．「プロセス」とは「ある現象に属する行為/相互行為が，それが時間の経過とともに進行するつらなりの様子」であり，「構造」とは「あるカテゴリー(現象)が置かれた前提となる文脈」と解説されている(p.123)．すなわち，研究者が見ている現象が時間とともに変化する様子を，前後の脈絡と合わせて把握する(文脈化)ための分析ツールと考えられる．

パラダイムは「状況(conditions)」「行為/相互行為(action/interaction)」「帰結

[*8]：質的研究用のソフトウェアは，海外ではNud*ist，Ethnograph™など多様なものが出回っている．Nud*istに関しては別のソフトウェアを併用すれば日本語でも使用できるという情報をもらったことがあるが，私はまだ成功していない．日本語でも無料でダウンロードできる簡単なソフトウェアがいくつか見られるが，これらを用いて行える作業は海外のソフトウェアに比べると限られているという印象である．いずれにしても，これらのソフトウェアはコード化・メモ・図示・分類などの作業を効率化してくれるもので，「頭の働かせ方」は代替しないことに留意すべきであろう．

(consequences)」の3要素から構成されており*9, 中心的な現象(行為/相互行為)に至るまでの様子を「状況」, 中心的な現象を「行為/相互行為」, その結果起こったことを「帰結」としてとらえるようにする. このように, GT は人間の行為/相互行為に関する理論の構築を目指しており, それはさまざまな脈絡(構造)の中で時間の経過とともに変化するプロセスと考えられている. 一方, 最終的に出来上った理論の中では, このようなプロセスはより大きな説明枠の中に隠れている場合も多い.

9) 選択的コーディング Selective Coding

選択的コーディングは研究プロセスのどちらかと言えば後期に用いる分析手法で,「理論の統合・洗練のプロセス」と説明されている(p.143). これは後述する中核カテゴリーの選定とストーリーラインの構築, 反証事例の探索とその統合, 妥当化のための作業などからなる. これまでに作られてきたカテゴリーとその関係性の全容をまとめ, 妥当なものかどうかを再確認し, 最終産物として提示するわけである.

中核カテゴリーの発見とストーリーラインの記述は後述する. ストーリーラインが書けたら, 最終的なチェックを行う. これは, 全体を眺めて分析の足りないカテゴリーを見つけ, そのようなカテゴリーに関してはさらに理論的サンプリングとデータ収集を行って補足したり, 過剰な部分を削ぎ落としたりすることである. 最終的に生成された理論は, 元のデータに戻ったり, 調査対象に提示してフィードバックを得たりして妥当なものかどうかを確認する.「データに根ざした理論は調査対象が見て理解できるものであり, 個別の事情に必ずしもあてはまらない部分があるとしても, 大まかな概念としてあてはまるようでなければならない(p.161)」.

10) 中核カテゴリー Core Category・ストーリーライン Story Line

中核カテゴリーは研究の「主要なテーマ(p.146)」であり,「誇張して言えば, 分析の全ての産物を数語で表し,『これは何についての研究か』を説明するもの(p.146)」である. ここに至るまでの膨大なデータ分析を収束させ, 1つのまとまりとして提示するために, 中核カテゴリーの発見という分析手法を用いるわけである. これまでにできたカテゴリーを並べて眺め, 分類し直してみたり, データを読み直してみたりすることで, 全体を説明する中核カテゴリーが見出される.

ストーリーラインは2〜3段落の文章である. ストーリーラインは, これまでに生成したすべてのカテゴリーとその関連性を使って中核カテゴリーを説明できるよ

---

*9: Strauss と Corbin は, "Basics of Qualitative Research" の第1版と第2版で, パラダイムに関する説明をやや変えている. ここでは第2版のものを参照した. condition はさらに causal condition, intervening condition, contextual condition に分類されている. 詳細は原著を参照されたい.

うに作る．これを書くことにより，生成されたカテゴリーとその関係性の最終的な統合を進めることができる．発見されたカテゴリーを全体に図示してみたり，印象や考えを少しずつメモにしてみたりしてストーリーラインが構築される．

11) 理論的飽和 Theoretical Saturation

理論的飽和は，GT の中でも「理解しにくい」と指摘を受けることの多い概念であるが，「カテゴリーを生成してゆく中で，新しい特性，次元や関連性がもう新たに見出されない時点」と定義されている(p.143)．現実の分析では，個々の研究者が自分の説明したいカテゴリーとその特性を限定することができなければ，飽和の見極めは付けにくいかもしれない．研究者の裁量権が特に大きい部分であるように思われる．中核カテゴリーを決め，一応納得のいくストーリーラインが書けると，そこに挙がったカテゴリーに分析を限ることが可能になるように思う．

■ 特徴1：理論構築のための研究方法であるということ

質的研究には多様な伝統に基づくさまざまな研究方法があり，それぞれに固有の目的がある．他の研究方法と比較した時の最も大きな GT の特徴は，この研究方法の最終ゴールが理論構築にある点である(Flick, 1998；Creswell, 1998)．理論は Strauss と Corbin によって「十分に展開された一連の概念が関係性の論述によってまとめられたものであり，こられが一体となってある枠組みを構成し，現象を説明したり予測したりする(p.15)」と定義されている．このように，概念間の関係性が詳述されていることが，GT でいう理論の要件である．

GT で解説されている細かい分析手法のうち，特にオープンコーディング・軸足コーディングの部分は，他の質的研究方法と共通の技術に明確な名前を付け，理解しやすく整理したものが多い．このため，理論構築を目的としないテーマ分析や概念構築にも軸足コーディングまでの技術を用いることができる(Strauss & Corbin, 1990；p.115)．また，研究方法は個々の研究者が自分の研究課題に即して個人の責任において決定すべきもので，必要に応じて理論的前提その他の許容範囲内で複数の方法を組み合わせて用いることもある．オープンコーディング・軸足コーディングの部分は特に他の研究方法との共通性が高いため，そのように他の方法と組み合わせて用いることができるようである(Strauss & Corbin, 1997)．しかし，GT の本質的な独自性―GT が1個の質的研究方法として独立している理由―は，選択的コーディングまでの過程を経て構築された概念を統合し，1つの枠組みとして提示するという点にあるように思う．

■ 特徴2：研究プロセスとその内容，細かい技術が比較的平易に解説されていること

　GTのもう1つの特徴は，質的研究の複雑で循環的なプロセスを，それこそGT的に名前を付けたり(coding)，分類したり(sorting)して，わかりやすく理論化した点であろう．すなわち，この研究方法に関する著作自体が，GTのプロセスに関するGTによる分析と思わせるところがある．GTが理論化しようとする人間の経験がプロセスであるのと同様，GTによる研究も実のところまさに人間的で複雑なプロセスであり，安易な単純化ができない部分が多い[*10]．Straussらが行った「オープンコーディング」「理論的サンプリング」等の概念化・命名は，このような複雑なプロセスをできる限り理論化したものととらえることができるだろう．実のところ大変複雑なプロセスであるGTという研究方法は，Straussらのこの理論化によって多くの理解者を得ることができたのではないかと考えられる．それはまさにGTが目指す社会現象の理論化の一種であり，実際の経験そのものに届くことは難しいにせよ，それを経験したことがない人にもGTの経験をある程度理解できるようにした点に功績があるように思う．

　一方，実際の研究プロセスはとても複雑で，教科書では読み取れない問題が次々現れる．そもそも教科書はガイドラインにすぎず，個別の研究では研究者が裁量しなければならない部分が大変に多い．このため研究者が自分自身の研究に対する考え方，研究目的と最終ゴールをしっかりと見極めて用いないと，泥沼に陥る可能性が高い．一見すると，解説書に沿って研究すれば誰でもらくにGTができるように見えるがそうではない．だからこそStraussらも，GTの解説書を作りながらも，一定の指導者のもとで分析の経験を実際に積んでみることの重要性を強調した．

　余談だが，GTを用いた研究を実践してみたらどうだった，ああだったとざっくばらんに語ってみた本書の意義は，Straussらの理論化で拾いきれない(だからGTの解説書を読んだだけではGTができるような気がしない)残りの部分を補う，という点にあるのではないかと思う．この本はGTを用いて研究してみた3人の研究者が自分の「主観的経験」を語ったものであり，私たち3人の体験は「GTのプロセス」という現象に関する事例と言えるだろう．具体事例であるため，一般化可能な部分をまとめたGTの解説書では伝えきれていない部分が含まれているのではないかという期待ができるのだ．それらは読者の研究プロジェクトという別の事例に当てはまる場合があるだろう(当てはまらない場合ももちろんあるだろう)．ここで記述された経験が，読者(の一部)が分析を進めるうえで，GTの解説書の補足として役立つと良いと思う．

[*10]：そのためGTは，究極的には自分でそれを体験しなければ習得できない，すなわち科学ではなくアート(art)であるという批判を受けたりもする(Flick, 1998).

引用文献

1) Creswell J：Qualitative Inquiry and Research Design：Choosing among Five Traditions. Sage, Thousand Oaks, CA, 1998
2) Flick U：An Introduction to Qualitative Research. Sage, Thousand Oaks, CA, 1998（小田博志他訳：春秋社，2002年10月出版予定）
3) Glaser BG, Strauss AL.：The Discovery of Grounded Theory：Strategies for Qualitative Research. Aldine, Chicago, IL, 1967（後藤隆，大出春江，水野節夫訳：データ対話型理論の発見：調査からいかに理論を生み出すか．新曜社，1996）
4) Glaser BG：Theoretical Sensitivity. Sociology Press, 1978
5) Strauss A：Qualitative Analysis for Social Scientists. Cambridge University Press, New York, 1987
6) Strauss A, Corbin J：Basics of Qualitative Research：Techniques and Procedures for Developing Grounded Theory (2nd ed.). Sage, Thousand Oaks, CA, 1998
7) Strauss A, Corbin, J：Basics of Qualitative Research：Grounded Theory Procedures and Techniques. Sage, Thousand Oaks, CA, 1990（南裕子監訳：質的研究の基礎；グラウンデッド・セオリーの技法と手順．医学書院，1999）
8) Strauss A, Corbin, J：Grounded Theory in Practice. Sage, Thousand Oaks, CA, 1997
9) 木下康仁：グラウンデッド・セオリー・アプローチ．弘文堂，1999
10) 佐藤郁哉：フィールドワーク：書を持って街に出よう．新曜社，1992

2 看護学でGrounded Theory Approachをいかに用いるか

山本則子

　Grounded Theory Approach（以下，GT）はもともと社会学の領域で開発された質的研究方法であるが，看護学研究者の間で非常に関心をもたれている．Grounded Theory研究会の会員は（看護職が中心であるが）120名を超え，日本看護科学学会での交流集会も3回目を数えたが，毎回大変な盛況である．GTがこれほど看護の研究者に興味をもたれている理由として，①実践の理論化を意図している，②研究方法が比較的平易に解説されている，③GTの基盤となる象徴的相互作用主義やプラグマティズムといった背景が看護の哲学的背景に合う，などが考えられるが，このようなGTの特徴を踏まえて，看護学の研究でGTをどのように活用することができるか私見を簡単に述べたい．

　看護学の教科書を見るとしばしば感じることなのであるが，現在の看護学で用いられている「人間が病むことについて」の知識は，医学を基盤とした客観的（主観の重視よりも）・部分的（組織・病理だけ見る）で，脱文脈化した（1人ひとりの個別の脈絡から遊離した），いわゆる医学モデルに立脚する知識が中心である．これらは的確で安全な看護を提供するうえで必要かつ重要な知ではあるものの，実のところ看護のもつ人間観とは対立しているように思われる．このような「医学モデルの知」のみを積むことによって，当事者の主観的な見方を重視し，包括的で文脈に埋め込まれたその人の存在をとらえた看護が提供できない，あるいはそのようなスタンスは，看護学校で教わった「看護観」というお題目となり，現場では患者の「人間」に思いを至らせるのは個々の看護職の裁量に任されるという現状が起こっているように思われる．また，日本でも看護学の研究が増えつつあるものの，それらが看護学という学問の知識体系としてまとまりにくい，というもどかしさの原因にもなっているようにも思われる．

　GTのもつ「当事者から見た経験の理論化」という力を用いてさまざまな疾患体験を当事者の経験プロセスとして理論化できれば，それが看護の哲学的見地に基づく人間理解の基礎になるのではないだろうか．看護を看護らしく提供するには，そのような経験のプロセスについての知識をもとに，医学モデルで得られる客観的・断片的・脱文脈化された知識が活用されなければならない．このように，GTで得られる経験プロセスの理論を断片的な知識のまとめ役として用い，医学モデルによる知を，その当事者から見た経験のうえに再構成することによって，看護学における人間学の主要な体系化が可能ではないか，と考えている．

さらに，看護学はこのような人間理解のもとに，看護職による働きかけのプロセスを理論化する必要がある．これは基本的に看護職と看護を受ける人の相互行為のプロセスであり，既存の理論・知識をもとにGTで領域別の理論化を積み重ねてゆくことで，より一般性の高い理論の構築へと至るであろう．人間理解と同様，看護職による働きかけに関しても，客観的・部分的で脱文脈化した知識もまた必要かつ重要であり，それらを全体プロセスの適切な部分に再配置することによって，看護らしく看護を提供することが可能になるのではないだろうか．

　このように，人が病むことの経験プロセスを横軸に，看護職の働きかけのプロセスを縦軸にした2軸構造を看護学の基礎的な枠組みにすることで，「看護学」が知識体系としてまとまるのではないか．看護学の知識体系がこのような枠組みで整理できれば，看護の基本的な人間観や看護職の働きかけのプロセス性を基盤とした学問を構築していけるのではないかと，最近は考えている．このような体系化にはおそらく膨大な時間を要するが，このような枠組みを念頭に置くことで，散逸しがちな個別の研究プロジェクトに看護学の体系として収束する方向性を与えることが可能となるようにも思う．

　しかし一方で，GTを効果的に看護の研究に用いるためには，当事者の主観的な経験はGTによる理論化でもさらにすくい上げられない側面を広く含んでいることにも意識を向けたい．非常に個別的な文脈は理論化においては切り落とさざるを得ないし，心身の苦痛などの感覚的体験はGTという言語による理論化ではとらえきれない．GTはあくまで一般化可能な言語による理論を構築するためのものであり，そのような理論化に適した題材をGTで検討するべきであって，何もかもがGTで片付けられるわけではない．このような，GTでもとらえきれない側面を看護の知として蓄積してゆくためには，GTを超えたさらに別の研究方法を，看護学の研究者が力を結集して検討してゆかなければならないであろう．

　以上のように，看護のための知識を医学モデルから看護モデルへ変換して体系化するための一方法を，GTは示唆しているように思われる．しかし，そこに至っても，看護学のもつ本質的な困難さに対し，GTがもつ限界が横たわっていることを理解しておきたい．知を蓄積するためのあらゆる方法論にはそれぞれ長所・短所があり，1つの方法論による人間行動の全容解明は不可能ではないかと思う．そのような限界を理解したうえでGTを活用し，知識を蓄積して看護実践に役立てることを期待したい．

第2章
研究を進めるプロセス
―私たちの経験から―

　この章は，GT研究会世話人の太田，萱間，山本の3人がGT法を用いた研究プロセス―GT法を勉強し，指導を受け，中核カテゴリーを導き出し論文を仕上げるまで―の経緯を思い起こしながら，語り合った座談会のかたちをとっています．司会を務めた大川は，現象学的方法を用いて修士論文を書きましたので，GT法についての質問を投げかけると同時に，他の質的研究法との比較も踏まえて話題を進行させていました．当時の研究ノートも持ち込んで，座談会の収録は計5回にわたりました．

　座談会を収録した後，4人が持ち回りで第一稿を作成しました．それを全員が目を通して言葉を補い，脚注を付けて，月刊誌の連載記事として発表しています．今回，本書に採録するにあたって再び校閲・加筆を行いました．第一著者がその節の主担当です(連載時と一部入れ替わっています)が，全員が互いに検討を重ね，チームワークによって，この章が出来上りました．

初出は下記の通りです．
Quality　Nursing第5巻6号(1999年)～第6巻5号(2000年)
連載名＜座談会＞
Grounded Theory Approachを用いた看護研究実践論

1 リサーチ・クエスチョン

萱間真美・山本則子・太田喜久子・大川貴子（司会）

■ リサーチ・クエスチョンとの出会い

大川 まず，それぞれの方が今までGrounded Theory Approachを用いてされた研究のリサーチ・クエスチョンをお聞きします．

山本 どうしてリサーチ・クエスチョンに至ったかということから話します．私は，臨床で高齢者とその介護者と接することが多く，その方々のために役に立つような研究がしたいと思っておりました．修士の時にはいろいろな経緯があって，結局訪問看護の利用希望や実際の利用の要因探索を行うという研究になったのですが，その時の私の目から見るとあまりおもしろい結果が出なかった．例えばADLが低いとか，そういったことは出るんですけれども，それ以上のことは得ることができなかったんですね．この修士論文の作成の際に，質的な研究の方法論を何も知らないままに，20人ぐらいの方にインタビューをさせていただきました．その時強く思ったのは，介護者が自分が経験していることに対してどういった意味付けを行うかによって，行動が決まってくるんじゃないかなということです．インタビューしていく中で「生きがい」という言葉が何度も頭にのぼったのですが，うまくそれが論文の中には位置付けられませんでした．それが修士で，その後に博士課程に入ったんですが，量的なアプローチで自分のもっていた印象を探索しようとしてもなかなかうまく枠組みを立てることができなかったんですね．当時，介護者に関する論文はなくはなかったんですが，私が思うようなものではない．かといって，私が何か枠組みを作ってしまうには十分な材料をもたないでいた．

それで，どういった意味付けを自分の経験に対して介護者の方たちが行っているか，ということをまずとらえたかった．そういった問題意識からだんだん質的な研究方法に関心が向いていきました．Grounded Theory Approachが強調していることが，「主観的な経験のプロセスをつかむべきだ．それを把握するためにはこういう方法論が…」という主張を読んでいた本の中から見つけた時，これはおもしろいかもしれないと思いました．こんなふうに方法論というのはリサーチ・クエスチョンと手と手をつないでやってきたんです．リサーチ・クエスチョンとして最終的にフレーズにしたのは，介護者の方たちがどう

いう経験をしているか，その経験に対してどういう意味付けをしているかということを把握したい，その経験のプロセスをつかみたいというものでした．

大川　萱間さんはいかがですか．

萱間　私も臨床で働いている時にもっていた問題意識が影響していると思います．私立の単科の精神病院で看護婦をしていたのですが，大学でいろいろな理論を学んで，それで現場に出たけれども，日々やっていることと学んだことの間にギャップがあって，このギャップは何だろうかというのがわからず，大変苦しかったように覚えています．その病院では，外部の先生がスーパーヴァイズをしてくださったので，自分のやっていることの意味がわからないということを訴えると，そのやったことをまず書けと言われました．患者さんとどういうことをやったかということを文章にして持っていくと精神分析とか，サイコダイナミクスとか，グループダイナミクスとか，いくつかの概念を使ってそれを解説してくれるんです．そうすると毎日やっていることの意味がわかって，ずいぶん楽になって，また仕事がしていける体験を繰り返していました．

それで大理論を学ぶだけではなく，毎日やっていることをそれに結び付けて，どういう意味があるのかということを知ることは必要だと思いました．ちょうどその頃，ベナーの"From Novice to Expert"[1]が出て，その反響が強く，看護は経験ということの意味をもっと明らかにするべきなんだという風潮が高まってきた．3年間を臨床で過ごして大学院に戻り，自分自身が経験の意味とかケアの意味とかがわからずに苦しんでいたので，臨床で実際に日々やっている看護のプロセスというものをきちんと記述して，それを意味付けていこうと思いました．ただ，それは既存の理論を当てはめていたのでは見えない部分が大きく，経験を積めば積むほど，精神医学とかグループダイナミクスといった違う学問領域の理論を演繹的に当てはめるのには限界があると思いました．

それで，看護の文脈の意味を見つけられるような方法論を，と動機付けとしてはそういうものがあったと思うのです．指導教授の南裕子先生から，オレムがセルフケアの理論の中で看護システムを書いても，看護が目指すものがあっても，日々何をすればいいかというのは書かれていない―それは傘の骨みたいなもので，傘の布の部分は自分たちの経験の中から紡いで貼るしかない，そういうのを積み重ねていかなくちゃいけない，と言われたのです．私の修士論文のテーマは「精神分裂病急性期の看護ケアに関する看護ケアの技術の意味と構造」という論文ですけれども，狭い範囲に絞って，やっていることと，その意味をきちんと書いてみようというふうに思ったのがリサーチ・クエスチョンでした．その後，博士論文でも，その他の研究でもやはり同じようにGrounded Theory Approachを使っているのですが，訪問看護や社会復帰と対象は変えていますが，疑問そのものは全然変化しておらず，同じことを違う領域でやっています．

大川　引き続いて太田さんはいかがでしょうか．

太田　私の研究，リサーチ・クエスチョンの出てきたいきさつは，非常に個人的な体験に基づくもので，そういう意味では山本さん，萱間さんのお話とはそもそも，きっかけが違うと思うのです．身近な家族の中で，祖父に痴呆様の症状が表れてきて，小さい時から一緒に暮らしてきた人が変わっていくという様子をそばで見ていて，一体これはどういうことなんだろうと大きな衝撃を受けました．言っていることややっていることが今までのあり方と違う様子に関心をもったのです．接していると，祖父は一体どうなっていくのだろうか，どういう世界に行ってしまったのだろうかと非常に強く感じたのです．祖父自身の言葉の中で，ポロポロと表現してくれることもあったけれど，痴呆をもつ人の生きている世界というのは一体どうなっているんだろうということをもっと知りたいと思いました．それからもう1つは，周りの人との関係性です．祖父自身の変化がいろいろともたらす影響というのがあって，介護者である私の母との関係も，今までできていたものができなくなっていく時に，いろいろ表に出てくる軋轢などがありました．痴呆に向かう本人自身も非常につらいけれど，周りにいる者にとっても，とてもストレスフルなやりとりをせざるをえないわけで，そういう場に自分もいながら，これはおそらくわが家の中で起こっているだけではないんだろうなと感じました．

当時，痴呆老人の家族の会はあったと思いますが，まだあまり痴呆の介護者のいろいろな話が，世の中に出始める少し前ぐらいだったんです．大学院で学ぶ機会とちょうど重なったということもあって，痴呆の老人とその家族が，どういう生活をしているか，最終的にはそういうことに対して看護者としてどういう働きができるかというのを導いていきたいというのがありました．それを研究の意義，社会的な意味からいっても，痴呆の高齢者が増えていくし，介護者の人たちの問題も出てきているし，私が取り組んでいく意味はあるだろうなと自分なりに位置付けています．リサーチ・クエスチョンとしては痴呆をもっている高齢者とその家族である介護者がどういう相互作用を日々の生活の中でしているのだろうか，相互作用の特徴を自分なりに明らかにしていきたいということです．

■理論化に向けて

大川　今それぞれの方からリサーチ・クエスチョンと，どうしてそのようなリサーチ・クエスチョンについて研究しようと思ったかといういきさつを伺ったのですが，その中でも Grounded Theory Approach でやろうと考えられるきっかけには，いくつか共通していらっしゃるところがあるかなと思いました．1つは経験に焦点を当てていく．そして，経験に意味付けをしていこうとする．どういう意味があるのかということを明らかにしていこうとしているということ

を，山本さん，萱間さんはおっしゃっていらしたのかなと思いました．もう1つは，萱間さんと太田さんのほうから，現実を明らかにする，記述する，という言葉を使われたかと思うのですが，そういう現実の中のものを掘り起こしていこうという意図から，Grounded Theory Approach へといかれたのかなと私は理解しましたが，皆さんはリサーチ・クエスチョンがなぜ Grounded Theory Approach に結び付いていったのかに関してはどのように思われましたでしょうか．

山本　今指摘してくださった通り，こういう言葉がいいかわからないのですが，あるがままの経験を見たいというのが1つあると思います．何か理論をもって研究に臨み，その理論が見せてくれる現実をとらえようとするよりも，現象を見て，その中から説明できる枠組みを作っていきたいという姿勢は，このアプローチの1つの特徴と言えると思います．

萱間　ただ現象を具体的なまま記述をするだけではなくて，記述をしていく中から，いくつかの普遍的なものを見つけて，それを，大きな理論が傘の骨だったら傘の布のように理論と結び付けていく．大きな理論を使えないからただ書けばいいということではなく，拾い上げていって理論を構築していくということだと思うのです．そこがやはり動機付けとしてあると思います．例えば太田さんは個人的な，お祖父様との体験で知りたいと思ったとおっしゃったのですが，研究者としてこういうことを知りたいということとの接点がたぶんおありになったんじゃないでしょうか．

太田　理論化ということでいうならば，Grounded Theory Approach というのは理論をいかに生成していくか，それもできるだけ具体領域での理論化を目指すということに非常に特徴をもっていると思うのです．だから，痴呆をもった人との関係性の中での相互作用のあり方や，どうコミュニケーションをとっていくかというところへの理論化に，自分の研究の方向性はあると思いました．

■ 現象に密着した概念

山本　研究というのは知識を蓄積していく営みであって，知識を蓄積していく手段が理論ですよね．先に既存の理論という屋台骨があってそれを広げていくアプローチが演繹的なやり方だとすると，Grounded Theory Approach でやりたいことというのは，現象の中から1つひとつこういうふうにとらえたら，うまく概念としてまとめられるという帰納的なアプローチで理論を形作っていくやり方のように思います．概念化というのは個別の現象をいくつか集めて一般化していくというプロセスだと思うんですが，まず概念を作って，その概念がいくつもできた中で，その関係性を検討していくという試みの中で理論化がされていく．そういったことをしたいというところが，多分 Grounded Theory Approach の大きな特徴の1つとしてあるんじゃないかと思います．

萱間　概念と個別ケースとのつながりを示すことができるのが Grounded Theory Approach の特徴だと思ったのです．というのは，看護婦が日々病棟でやっていることを抽象的な概念を用いて書いてしまうと，それを読んでも日々やっていることだと気がつかないくらい抽象度が上がってしまっている場合があります．だけど Grounded Theory Approach の場合，常にそういった概念はデータを伴って形成されていくので，それをうまく書けば，日々やっていることと概念と，そのもっと上位概念，そしてそれを可能にする外的な条件といったものが同時にわかる．日々やっていることを記述しながら，多少抽象度を高めて，その他の理論との関連もある程度考えながら，だけれども書いてあることは本当に身近な言葉で書いてあるというのが特徴だと思います．一番直接的に惹かれたのは，量的な研究を読んでも，取り出されたもの，研究者が意識的に取り出したもの，それでその用語の定義に当たるものだけが抜き出されているのに対して，ベナーの書いた論文を読んでみると，臨床のごちゃごちゃした文脈とか条件を含めて扱っている．普段私たちが相手にする現象は抽出された概念を相手にするわけではなく，すごくごちゃごちゃしているんだけど，そのごちゃごちゃしているものがデータとして載っていて，この中から意味を抜き取るとしたらこうだという概念も併記されているというところが，自分のやりたかったことに合っていたんだろうと思います．

大川　現実にそこにある現象と概念が非常に密接に結び付けれらる研究方法だと考えてよろしいですか．

山本　下から上がっていくという，現象から概念に上がってまとめてゆく，というのが基本的な流れだと思います．

萱間　この現象がこういう名前だということで，こういう名前だというレベルまでいけば，ある程度他と比較もできるし，現象にもまた戻れるというイメージです．

太田　例えば現場のナースなり家族が，これがこういうふうに抽出されてきた概念だろうということを見せられた時に，確かにそこで表現されていることは自分たちが普段出会うことであったり，抱えていることであったり，そういうものだと感覚的にわかるということですね．それがすごく大事になってくる．現実と概念にギャップがあってかけ離れたものになるのではなくて，「こういうことなんだ」という感覚を呼び起こすようなものだと思います．

大川　イメージしやすいということですね．

■ コンテクストの重要性

山本　あと，もう1つ，そのようにできた概念を現実に結び付けやすい理由の1つは，全体のコンテクストを見ながら，このコンテクストの中ではこういうふうな概念化をすることが全体の理解の役に立つということ，すなわち理論と現象

の両方を見ながら概念化ができることではないかと思います．偉い理論が先にあってしまうと，現象の起こっているコンテクストを抜きにして存在するものだから，具体的な社会的文脈の中で起こっている現実の出来事を当てはめるのは，かなりつらいものがありますね．それをしなくてすむという意味で，多分出来上った理論が現実の接点をもちやすい，見えやすいというふうに評価される原因になっているかもしれないですね．ある現象を見た時にどういうふうに概念化するかというのは一通りではなくていろんなやり方があると思うのですが，これだけのことを見たい，ある一定の範囲のことをこれだけ見たいという時にコンテクストとのかかわりの中で一番便利な概念が取りやすいということだと思います．

大川　今おっしゃってくださったようなコンテクスト，文脈の中で現象を見てそこから概念化していけるということが，先ほど萱間さんがなぜ Grounded Theory Approach を使っていくかというところで，量では測れない，あるいは大理論から下ろしていったところでは見られないというところにつながっていくと考えていいのでしょうか．

萱間　コンテクストという言葉に私はすごく関心があります．看護ほどコンテクストなしに語るのが無意味なことはないと思うのです．例えば病院のシステムによって，全く看護の現象が違ってくるし，同じ病院の中でも人によって全く違ってきてしまうので，そういったコンテクストを抜きにして，例えば実験室で再現可能な，そういった影響をすべて除去した場合に起こり得ることというのは現実ではない．それは病院が違ったら使えないし，病棟が違ったら使えないし，ひどい場合は勤務帯が違ったら使えないぐらいでしょう．だからコンテクストも丸ごと抱えて，でもこの文脈の中でこういう条件がこう動けばこうなる可能性はあるという動きの部分を含めて看護の現象というのは書いていかないと絵にかいた餅になってしまって，どこでも使えるけどどこでも使えないようなものだけが残っていってしまうという恐れがあると思ったのです．

　例えば病棟の出来事を書くのに，Grounded Theory Approach の中ではコンテクストというのは1つの条件として，条件のセットみたいな形で扱われています．そして違う条件のセットであった場合にはどうなるかということを比較していくことによって，この条件はこのようにこのシステムの中では働くんだということを明確にできるということが言われていたから魅力だと思うのです．社会学の方法論だから，そういったことに強いのでしょうか．看護では1つの小さな社会がそこにあって，人がそれぞれ動いているというニュアンスが病棟の中で強いので，そこは適合するものだと思います．

山本　さっきの量的な研究とのかかわりを今頭の中で整理しようとしているんですが，アプローチが違うから比較しにくいんですが，Grounded Theory Approach でとらえたような事柄が全く量的な研究に乗らないかというと，そういうことはないと思うのです．その中の一部を切り取って，1つの概念なら

概念を切り取って，それだけを測る尺度を作りましょうということは，恐らく可能だと思うのです．ただ，尺度にして，それがどういうふうに他の概念と関連するのかを検討する時は，質的な研究で見ているコンテクストというのは量的な研究で把握できるよりよほど広いので，そこで同じ結果は出てこないと思うのです．

自己表現と方法論

大川　先ほど，「介護者の生きがい」ということに焦点を当てて研究をしていこうとした時に，量的な研究では自分がつかもうとしていたものに迫り得なかったとおっしゃったかと思うのですけど，それは今の話のように，関連しているものが多様であるにもかかわらず，ある特定のものに限って，そこを測定してその関係性を見ようとする量的研究に限界を感じられたということでしょうか．

太田　量的なものと質的なものとの違いに関して，例えばその人が体験しているものを，尺度で測れる部分もあるとは思うのです．ただ，その尺度を作ったのはその人ではないわけですね．当事者ではなくて，研究者であったり誰か他の理論家から引き出されてきたものです．しかし質的な研究というのは，体験しているその人自身が何をどう体験しているのか，その人自身が語った言葉であったり，そこから表れてくる行動をできるだけその人の立場に立って解釈しようとするところがすごく違う．だから既存の尺度には当てはめることができないし，質的なものでなければ出てこない結果というのはあるのではないでしょうか．

萱間　量的な研究と質的な研究は見えるものが違うと思うのです．だけど，どちらかだけを選ばなければいけないようなものでもないと思うのです．何を見なければいけないかによって使い分けるんだろうなと今は思っています．私は研究機関にいるので(当時)依頼される研究が多いのですが，その多くは行政研究なので，アウトカムを見るための研究が多いのです．アウトカムももちろん質的に見ようと思えばいくらでも見られるわけですが，特定の，どういう結果が得られているかということを示すためには，やはり圧倒的に量的研究のほうが有利だし，その結果得る評価が大きいのです．それは現実だと思うんです．

　けれども，動的なプロセスを見るという課題が与えられた場合には，量的な研究では対応できないのです．プロセスを見るには質的研究のほうがいいのでこういう方法論を用いてみたらどうだろうかといって展開してみせた時には，質的研究に対しても評価が高い．プロセスが見えると言われるんです．今いろいろな看護研究が増えてきていますが，方法論を選ぶ時に，自分は質的研究者だから量的研究はできないというのはナンセンスだと思います．

山本　そこもまたリサーチ・クエスチョンに戻っていかなければならないところで，何を自分が知りたくて，何を社会に対して表現したいのかというところ

が，どんな方法論を選ぶかの決め手になると思います．

萱間　太田さんが先ほどおっしゃった当事者の立場で見る，いわばヒューマニスティックなアプローチが可能であるというのは，質的研究のもつ1つの強い点だと思うのです．例えば，自記式の質問紙を渡したとしても，それを妥当性をもって書くことができないというふうにされている痴呆老人とか精神科の患者さんとか小児の世界を見ようと思ったら，やはり量的研究には限界が生じてくるので，その場合には質的研究が強みを発揮すると思うのです．

太田　今挙げられた対象だけではなく，自分も，例えば逆に回答者になって質問を与えられた時に，非常に違和感を感じながら，とってもこれじゃあ書けないというか自分の言いたいことを表現できないということがありますよね．既存のもの，与えられたものに対する違和感というものが．だから，それは対象に関係なくあるのではないでしょうか．ある意味での調査研究の限界ということだと思います．

萱間　ただ，周到な，きちんと組み立てられた質的な研究を経て，もしもそういうものが作られたとしたら，恐らく違和感は少しは薄められるんじゃないでしょうか．

山本　それはすごく大きいと思います．いろんな尺度があって，うまく作られたものであればいい線いくということもあるでしょうし…．

萱間　違和感を当事者が感じる間は，まだそこには，質的検討の余地があるということだと思うのです．そういうものが残されている領域は質的方法がマッチすると思うのです．

山本　そうはいっても，いくら量的な研究が洗練されたとしても，やっぱりAという答が出た時にある理由があって，Aという答が出た，でも別の人は別の理由があってAという答を出した．その区別までは，量的な研究では把握しにくいと思います．例えばAというサービスとBというサービスがあって，どっちがいいですか，どっちか1つしか導入できませんなんていう時の資料として使おうと思ったら，特に量的研究のほうが白黒はっきりついてわかりやすいということはあるかもしれないけれど，例えばある看護婦さんがAというアプローチを取ろうかBというアプローチを取ろうか，どっちもとれるんだけれど，これらのアプローチを用いるとどういうプロセスを経て患者さんは変わっていくかを知ろうとする時などは，量的研究ではとらえにくいですね．「Aというアプローチを使うとこの尺度の得点がこれだけ上がって，Bというアプローチだとこれだけ上がります」だけでは看護婦は介入ができません．そのためには質的な研究で，どのようなコンテクストで，どのようなプロセスで患者さんが変わっていくか，ということを詳細に説明することが必要になってくるのではないかと思います．

■Grounded Theory Approachの有効性

大川　質的研究か量的研究かという選択には，何を明らかにしたいのか，どういうリサーチ・クエスチョンの場合には質的研究か，特にGrounded Theory Approachを用いるのに適しているかという話になってきていると思います．その1つとして，プロセスを見る場合にはとても有効な研究方法論ではないかということだと思うのですが，さっき萱間さんがおっしゃったプロセスという言葉の意味は，いま山本さんがおっしゃったような意味でのプロセスということでよろしいでしょうか．

萱間　システム理論におけるプロセスということです．システム理論で「看護の介入」と言えば，インプットがあって，プロセスがあって，そしてアウトカムがあって，そういう構造が語られます．医療経済学的な見方をすると，そういうふうに分けて考えたほうが看護はわかりやすいと思うのですが，プロセスの部分がすごく大きいですね．そこが人に影響される部分だと思うのです．ほとんどプロセスでしょう，看護の場合．

山本　萱間さんがおっしゃるプロセスというのは，いろいろな要因が複雑に絡まっている，原因があって現象が起こって結果があるだけではない，いろんなところから出たり入ったりして物事が動いていくダイナミックな流れのことを指していますか．だとしたらそれは私の言っているのと同じです．

萱間　ただインプットがあってプロセスがあってアウトカムがあるというそのモデルの中ではもう少し単純なものとして語られているかもしれないのですが，看護の場合はプロセスのところがボディだと思うのです．日々やっていることは全部そこに含まれてしまう．だから現象が明確に語られないとか明確に分類できないと言われるのは，そのせいだと思います．受ける側の認知や，受ける側の主観や，やる側の主観で構成されているから，大体そういうふうに分けること自体がかなりむずかしい．

大川　プロセスに焦点を当てた研究にプラスして，当事者がどういう経験をしているか，当事者にとってそれがどういうふうな受けとめられ方になっているか，ヒューマニスティックなものを強調するような研究には，Grounded Theory Approachは適している．帰納的に，現象から理論を作っていく研究に関しては，Grounded Theory Approachは有効な研究方法であるということですね．

(1999年3月26日)

> **要点：リサーチ・クエスチョンと Grounded Theory Approach**
> - 研究者が方法論を選ぶ時の決め手は，「自分が何を社会に対して表現したいのか」である．方法論はリサーチ・クエスチョンから導かれる．
> - プロセスを見たいというリサーチ・クエスチョンをもち，さらに当事者の主観的な経験の理解をとらえたい場合には，Grounded Theory Approach が適しているのではないか．
> - Grounded Theory Approach から得られた概念は具体的な現象とのつながりを示すことができる．だから看護研究においても，「現場で使える，イメージしやすい」という評価が得られるのではないか．
> - 看護行為という現象は，その置かれた状況（文脈；context）と切り離しては語れない．Grounded Theory Approach が看護研究に適すると思われるのは，まさにその点である．

引用文献

1) Benner P：From Novice to Expert；Excellence and Power in Clinical Nursing Practice. Addison-Wesley Publishing, 1984（井部俊子他訳：ベナー看護論；達人ナースの卓越性とパワー．医学書院，1992）

2 理論的前提

山本則子・萱間真美・太田喜久子・大川貴子（司会）

■ 象徴的相互作用論

大川　太田さんが痴呆性老人の方の経験世界を明らかにしていきたいというリサーチ・クエスチョンをおもちだったと伺って，だったら現象学をというふうに考えなかったのかなと思いました．同じ質的研究の中でも，現象学ではなくGrounded Theory Approachを，と思われた意図をお聞きしたいのですが．

太田　私の研究では，どういう相互作用が行われているのかということに主眼を置いていたのです．人と人が社会の中でどのように相互作用が行われているのかというのを見ようとしていたのですね．そこでGrounded Theory Approachは，そのベースに象徴的相互作用論(Symbolic Interactionism)[*1]がありますね．それを土台にして成り立っているということで，方法論の理論的な前提と，自分のやろうとすることのテーマとは一致すると考えました．もう1つ，対象の特殊性ですね．痴呆性老人は自ら内的世界を語ったり，インタビューによって考えを引き出すには困難があります．だから介護者との相互作用にはどういうものがあるのか，それぞれの体験の意味付けから知ろうとしたので，おそらく他の質的方法論では難しかったと思います．現実に起こっている相互作用で見ていくには，Grounded Theory Approachが方法論として一番良いと思いました．あとは具体的にデータを分析していくプロセスをどのような方法

[*1]：G.H. Meadの考え方をもとに20世紀初頭から主にシカゴ大学で展開された社会学・社会心理学の一理論的基盤．シンボル(象徴)を用いた人間の相互作用に注目し，人間が社会的相互作用を通じて自我や意味を主体的に形成すること，意味に基づき社会行為を積極的に行うことなどを前提とした．象徴的相互作用論のもとでの実証研究においては，行為者にとっての現象の意味を明らかにすること，広範な参与観察およびインタビューによるデータ収集が特徴とされ，この研究形態はシカゴ社会学の特徴とされている(船津，1976)．Straussは「相互作用・プロセス・社会変化を理解するために行為者の見地を把握することの必要性を重視している(1987；p.6)」ことも，Grounded Theory Approachがシカゴ社会学から引き継いだものとして挙げている．ちなみに，StraussはGrounded Theory Approachの背景となった思想として米国プラグマティズムをもう1つ挙げており，ここから「行動本位の思想と問題状況への注目，問題解決の文脈における研究方法論開発の必要性の重視(Strauss, 1987；p.5)」の発想を受け継いだとしている．【山本】

で行うのか，それを学べる手段として本が出ていることや，指導者がこの方法をよく理解していたことなどが影響したのだと思います．

大川 対象者の特徴と，もう1つ理論的前提のことが出てきたのですが，Grounded Theory Approach は象徴的相互作用論が土台になって作られた研究方法だと言われています．象徴的相互作用論と Grounded Theory Approach の結び付きについては，どうとらえていますか．

萱間 私はあまりまじめに考えていませんでした(笑)．でも結果として，結局相互作用を研究対象にしていたんです．ケアしている看護婦とケアを受けている患者で構成される世界の言葉，それから無意識のレベルの，身体による相互作用などに関心があったので，病棟でやっているところを参与観察して，お互いの喋った言葉，体の位置，手の位置などを全部書いて，その意味を付けていったわけです．でも，あまりそのことを最初から自分の理論的な前提だとは考えませんでした．相互作用を扱えるということ，具体的であるということ，ダイナミックなプロセスをとらえられるということと，それができる方法論だという直感的なことでした．それは基本的に方向が一致していたということかもしれません．ただ，大前提として，現場で起こっている現象を説明したり，コントロールしたり，それを変えていったり，そういうことをしたいという指向性のある研究であったということです．

山本 私の場合は，リサーチ・クエスチョンとしては現象学のほうが合うかなと正直なところ思っていたのですが，象徴的相互作用論の考え方で私が重要に思っていた点は，その人が行動を起こす時には，その人が与えられた状況に対してどのように理解しているかということがその人の行動を規定するという部分でした．つまり，周りの状況によって自分の行動が規定されるというよりも，自分が能動的に社会に対して働きかけていく存在だということです．自分の中の意味付けをもって外に向かって働きかけていく存在だという主張が印象に残り，それは私が調べたかったことに適合していました．でも，このことは，どちらかというと理由のあと付けのようなところはあります．Grounded Theory Approach で書かれた論文と現象学によって書かれた論文を見て，方法論の違いと著者の違いのどちらのほうが，結果として生まれた論文の内容に影響しているか，必ずしも明らかではないという印象をもちました．私は Strauss が近くにいたということと，あともう1つは，現象学で研究なさる先生も近くにおられたのですが，ハイデッガーの現象学で，現象学で論文を書くのだったら博士課程に5年いなさいと言われる，というのがその頃の学生のもっぱらのうわさでした．5年間もそこまで私ができるかなというのもありましたから(笑)．いま振り返ってみても，特に現象学というのは非常に広くていろいろな流儀があって，現象学の一部の人たちのやり方というのは，Grounded Theory Approach と非常に似ていました．私の言い方が乱暴すぎはしないかと心配ですが，結局その研究者がどういう技術と資質をもっているかによって，結

果にはかなりオーバーラップする部分が出てくるんじゃないかなと思っています．

◼︎ アプローチの多様性をどう理解するか

萱間　現象学と象徴的相互作用論は，全然違うとその人たちは言うかもしれないけれど，極端に離れてはいないと思うのです．少なくとも私どもの研究所（収録当時）の基礎系と臨床系ほどには離れていないと思うんですよ（笑）．例えば，精神分裂病という現象をどうとらえるかということがある．それを生化学的にとらえる人，主観的な現象，つまり社会的な現象とか本人の体験する現象としてとらえる人に分かれているわけです．私たちは，主観的な体験は現場にあるという前提に立っているから，フィールドに出ます．社会学の一派の人たちも，やはりフィールドワークを非常に重視して，資料，データというのは今まで言われていた，実験データに限らず，現象として表れている事柄や資料，文献など全部をデータとして扱って，現象を左右している社会的な条件といったものを考慮しながら分析を進めていくことで理論を構築しようとした．そういう大きな意味においては，看護というのはやはり主観的に，当事者の体験の側から見ようとしている．看護の中でもいわゆる実験系の看護の研究者もいるわけで，そういう人たちはその方向から明らかにしようとしている．

山本　Grounded Theory Approach は，一般化可能性を追求していると言いますか，それを一般的な知識にしていく，公共の知識として積み重ねていくというところを指向しています．一方，現象学の中には一般化可能性が大事なのではなくて，ある対象，自分が接した対象を理解することが研究の目的であって，そこから得られたことが次の患者さんに当てはまるかどうかということを必ずしも念頭に置いていない流派もあるようです．また，概念化を否定して，現実を記述することだけが目的であるという研究もあると思うのですが，Grounded Theory Approach はもう少し一般化をするための概念化ということを前提としているものです．このように，何をやりたいか，という基準で，質的研究の中にも多少の違いはあるように思います．ただ，出発点が現実に起こっている現象であるというところは共通ですよね．

太田　象徴的相互作用論から Grounded Theory Approach が発展してきた過程にそういう問いかけがあったと思います．そこが他の質的研究との違い，例えば現象から出発して，現象の中に何があるのかということでは共通しても，それを Grounded Theory Approach でみると，広い意味での何らかの関係性，現象の中にある関係性に目を凝らそうとするようになる．人と人だったり，人と社会だったり，互いにどういう影響を受け，逆にどういう影響を与えているのか．

山本　Grounded Theory Approach の具体的な手続きの中には，象徴的相互作用

論を前提としなくても使える手技はいっぱいありますよね．だから私は少し離れてとらえています．

萱間　自分の現象のとらえ方としては現象学なんだけど，分析の手法としてGrounded Theory Approachの手法をとる，という論文は結構見ますよ．でも，私は矛盾しないんじゃないかと思うのです．自分の立場としては現象学であるとその人が言っている意味というのは，体験者の世界を明らかにしようとしているものであり，データの種類としてはインタビューデータで，その人の話を聞いているわけです．物語を聞いているわけです．それを比較・分析していく時に使ったというんです．それは厳密に言えば矛盾があると思うのです．継続的比較分析が，それが本当に1ケースの中で成り立つものなのかどうなのかという議論にはなると思いますが．

山本　"Basics of Qualitative Research"でも，紹介されている一連の分析技術は一段階ずつ忠実に守って使わなければならないのではなく，それぞれの研究目的やパーソナリティ（！）に応じて柔軟に活用されるもの，というふうに言っています（Strauss & Corbin 1998；p.xi）．研究者が自分のリサーチ・クエスチョンに応じて，説明されている技術を自由に活用してゆく，というスタンスで，この方法論はよいのではないかな，と思います．

■ 研究結果を導くために

大川　そうすると，象徴的相互作用論とGrounded Theory Approachが切っても切り離せない関係なのかどうかということに関しては，必ずしもそうではなくて，それぞれの理論的前提のとらえ方によっても違うということでしょうか．

萱間　レベルによって違うんじゃないでしょうか．理論的な前提を厳密に問おうとする場合は，問われるべきだと思いますが，そういうことは滅多にないと思うのです．例えば他の学問領域の人たちと共同研究していこうとした場合に，どのような理論的な前提をもっているかということは，私はほとんど問われたことはありません．だけど，その人のテーマ，用いた方法，結果で訴えたいことが一貫性をもっているかということは常に問われる．だから，自分の中でどれだけ整合性をもっているかによって，説得力として表れてくるものだと思うんです．言い方としては不適当かもしれないけれど．今の職場（当時）は医師ばかりだから，私が研究を発表すると，例えばGrounded Theory Approachを使ってある領域のことを明らかにすると説得力があった．そうしたら，方法論として「Grounded Theory Approachはフィールドワークの手法の1つで…」と言っているわけなんですけど，「"萱間方式"でやると，こういうのも分析できるからいいよね」という評価です．そういう反応に対して「いや，それは厳密には違う」と言うのは意味がなく，重要なのは自分のアプローチのあり方としてデータを大切に，それを比較すること，ちょっと条件を変えて比較してい

くのを厳密に繰り返していけば説得力のある結果が質的にも得られるということです．教育の場では厳密にされる必要があるかもしれないけれど，実践の場でどうなのか，疑問に思います．

山本　理論的な前提としての象徴的相互作用論と，象徴的相互作用論という理論的前提と方法論の総体として，理論構築に至るGrounded Theory Approachもあるし，方法論の一部のいろいろな技術の中にGrounded Theory Approachに特徴的なものもあります．それらは3つに分けて考えたほうがわかりやすいかもしれません．理論的前提と方法論の接点は，自分が研究者としてどういうスタンスをとるかということだから，個々の研究者が自分で考えて自分なりにはっきりさせておかなければならない．

萱間　例えば研究の結果を，1つの研究の中でそれにこだわるということではないんだけれども，総体としてどういうモデルにもっていきたいかということは，自分自身のセオリー・コンストラクション，理論構築だと思うのです．だから，それをどういう方向にもっていきたいかは研究者としてのこだわりをもっていると思うのです．だけど，日々そのスタイルにこだわったり，1個1個について厳密にそれが説明できなければ研究はできないかといえば，そうではない．

■ 方法論を生んだ時代

大川　話をもとに戻しますが，Grounded Theory Approachが生まれた背景には，やはり象徴的相互作用論があるわけですよね．

山本　歴史的にはそう思います．そして，ごっちゃになりながら進化していったんだと思います．つまり，例えばMeadだって，生きている時には自分のことを象徴的相互作用論者(symbolic interactionist)と呼んだわけではないそうで，亡くなった後で彼の著作を集めて，興味をもつ人たちの輪ができていって，そこに流れがついた．そのような流れの中でStraussたちが出てきて，象徴的相互作用論の主張をいろいろ聞きながら，彼らは，じゃあ現象から理論を構築するのだから，とフィールドワークを行っていった．その中で，フィールドワークの中から理論構築をしていくための技術や方法論をまとめていった．その結果が彼らの作りあげたGrounded Theory Approachのようです．このようにいろいろなものが少しずつ進化しながら成立していったようなので，「これが理論的前提です．じゃあ今日からGrounded Theory Approachで研究をやりましょう」というふうにはなっていなかったのではと思います．

萱間　パラダイムの変化だったわけでしょう．それまでの大理論の検証に対するアンチ・グランドセオリー(Grand Theory：誇大理論)ということでGrounded Theoryと名付けたほどで，大きな理論が現象に当てはまるかどうかということの研究ではなく，現象から理論を構築するという積極的な，アクティブな姿

勢への転換を図ろうとするムーブメントだったのではないでしょうか．

　看護でも同じような動きがあったと思うのです．1980年代ぐらいに，"当てはまりました"とか，"美しくまとまりました"ということではなくて，もっと日々のことを積み重ねていこうという．そのさなかに注目されてきたという意味では，普遍性があると思うのです．学問領域は違うし，素材も違うんだけど，フィールドワークで得られるデータで，しかも人と人との相互作用を対象にしているということで共通点が多く，方法論として共感できたと思うのです．だからムーブメントとしてとらえればわかりやすい．

■ 方法論も進化する

太田　大川さんの最初の問いかけに戻って，自分がその方法論をとろうとする時に，いくつかの質的な方法論の中でGrounded Theory Approachを選択しようとする時にとっての意味，そこでどのぐらい厳密にとるのかどうなのかを，もう一度考え直してみたいと思います．まだ，私はそんなに関係ないとは思えない．象徴的相互作用論というのは周りとの関係の中に人がいて，人が自分のことをどうとらえていて，そういう関連性の中で自分って一体何なんだろうかということ，自分自身に気付き，自分を形成していくというものじゃないかと私はとらえているんです．だから，その人の立場に立って読もうとする視点は一貫しているだろうし，提唱者たちの中にはずっと流れているものだと思います．

大川　人が行動を起こす時に，外の条件によって規定されるのではなくて，その人自身の意味付けというものがあるということですね．その意味付けと，現象学がいう自分の体験世界というところでは，結局それも世界をどういうふうに自分が知覚しているかということですから，すごく近いところをいっているような感じがします．だからこそGrounded Theory Approachの一部の分析手法が応用できる．理論ベースに共通性がなくて，その人自身がどういう意味付けをするか，その人自身がどういうふうに周りをとらえているか，そこに関しての考え方が全く異なるのであれば，それを借用するということはむずかしい．その辺りが単に現象からスタートしようといっていることだけに共通性があるのではなくて，もう少しいろいろな意味で共通性があるのかなと思います．

山本　現象学の中で一部の人たちが行っている研究はGrounded Theory Approachに近いという話を聞くし，エスノメソドロジーについても聞きかじったり勉強をちょっとだけした限りでは，近いものを感じます．理論的な前提にも共通点があるから，違和感なく間を泳げてしまうところはあるんでしょうね．もう1つ私は，方法論もどんどん進化すると思うんですね．もしかしたら，さっき言った理論的な前提とGrounded Theory Approachの関係性は，必ずしも不変のものではない．もちろん研究者自身の理論的な前提というのは

もっていなければ，明らかにしておかなければならないんだけれども，一律に考える必要は必ずしもないと思います．やってみなければわからない部分もありますしね．

太田　逆に質的な研究者が，いわゆる Grounded Theory の手法じゃなくて，自分たちはこういうのを新しく開発したとか，エスノグラフィーの人たちに，エスノならではの方法論が出てくるとか，そういう可能性だってあるわけですよね．

◼ Grounded Theory Approach の姿勢

萱間　例えばデータの中から抽象化していく，それである程度普遍的な概念を作っていくという意味で，それほど新しい画期的な方法がまだあるのだろうか，そんなに差異が生まれるんだろうかという疑問はあるんです．今後それぞれの分野で，こういうやり方とかこういう着目点があるとか，そういうディテールの部分が明らかになっていくのでしょうが，まったく新しいものって出るのかな…．分析の時の比較の仕方とか，何と比較するかとか，何に注目するかという点において特異性があるのではないでしょうか．

山本　抽象化していくということでは質的研究の多くは共通している．けれど，Grounded Theory Approach では，「こうやったらうまく概念の抽象度を上げていきやすいよ」というヒントがたくさんあるように思います．

太田　研究者を育てるためには方法論を明らかにしていくことは大事だということで，本を著していったわけですね．Glaser にしても Strauss にしても，自分たちの本来の研究もやりながら，試行錯誤していく方法論そのものを著作にしていったわけでしょう．他の質的な研究者，現象学なりエスノの人たちは，方法論の成果物を Grounded Theory Approach に比べるとそう出してはこない．

萱間　方法論を客観化して普遍化しようという姿勢そのものが，ある意味で Grounded Theory Approach の姿勢なんじゃないでしょうか．

山本　その意味では，Grounded Theory のアプローチというのは量的な研究に近い部分をももっているのではないかと思います．現象学では，方法論自体から自分で作らなければならないと言っている派もあるし，普遍的な方向みたいなものは否定している．

大川　そこは大きく分かれるところかもしれませんね．結果の導き方にしても，Grounded Theory Approach が理論を目指していくのに対して，現象学は理解をするということを目指している．型を作っていくことを良しとしない現象学の立場性かもしれません．

萱間　研究を積み重ねていくことは，普遍化していくことを評価していく姿勢じゃないですか．論文を出すこと自体は共有を目指すわけですし，知識の普遍化を目指すわけでしょう．だから Grounded Theory Approach の場合はそういっ

た意味で積み重なりやすいということはあるのかもしれないですね．積み重なることを肯定する．

大川 単に理論的背景だけが大きく影響して，質的研究方法の中の1つの方法を採択しているというわけではなく，どういうことを明らかにしていきたいかによって選んでいるということでしょうか．次回以降，方法を検討する機会もあると思いますので，そこでまた考えていけたらいいなと思います．

(1999年3月26日)

要点：理論的前提

- Grounded Theory Approach という方法論は，象徴的相互作用論を理論的前提（＝理論的背景）として生み出された．
- その理論的前提とは独立したところで Grounded Theory Approach を用いることは可能に思われる．特に，分析の詳細な技術は質的研究一般に当てはめることが可能である．
- 理論的な前提と研究方法論との接点は，あらかじめ定まっているというよりも，自分が何を明らかにしたいかによって，自分で考えて決定するべき問題であろう．

引用文献

1) 船津衛：シンボリック相互作用論．見田宗介・栗原彬・田中義久編，社会学事典（縮刷版）．弘文堂，1994
2) Strauss A：Qualitative Analysis for Social Scientists. Cambridge University Press, New York, 1987
3) Strauss A, Corbin J：Basics of Qualitative Research：Techniques and Procedures for Developing Grounded Theory (2nd ed.). Sage, Thousand Oaks, CA, 1998

3 研究デザイン

太田喜久子・萱間真美・山本則子・大川貴子（司会）

■ 対象と方法

大川 前回，前々回では，それぞれの方がどのようなリサーチ・クエスチョンをもっていて，なぜそのリサーチ・クエスチョンの場合には Grounded Theory Approach を用いたのかということを中心に，理論的前提も踏まえてお話しいただきました．今回はいよいよ，どのような対象に対してどのような方法で実際に研究していくか，研究デザインに焦点を当ててお話しいただきたいと思います．最初にそれぞれの方からどのような研究デザインをなさったのかご紹介いただけたらと思います．山本さん，いかがですか．

山本 私の場合は対象と方法という切り方で申しますと，対象は日本で痴呆性高齢者を介護しているお嫁さんか娘さんで，方法は，最初はそういう人たちが活動している場に行って参加観察を行って，そのうえでインタビューを行うというデザインでした．

萱間 私の場合は3つご紹介しようと思います．最初にしたものは，私は精神科で看護婦が具体的に毎日どういうケアをやっているかということをテーマにしていましたので，実際に精神科の急性期病棟に行って参加観察するという方法でした．精神分裂病で初回入院，入院後2週間以内の患者さんを対象にケアをしている場面を限定的に見て，それを記録するかたちでした．2つ目の研究は，精神分裂病の患者さんで社会復帰の援助をしているケア場面をビデオで撮影させていただいて，それを後に逐語録に起こして分析する．分析の途中でノンバーバルなコミュニケーションもデータとしてとるために複数の研究者でそのビデオを見るということをしたのですが，その時は同じようにケア場面を，ビデオを用いて参加観察をしたのです．3つ目の研究では精神分裂病の人に対する訪問看護をテーマにしていたのですが，本当はこれも参加観察でやりたいという希望があったのですが，訪問看護という，二者間で紡ぎ出されるプライベートな空間を見に行くのはどうかという倫理的な問題と，自分自身の物理的な制約がありました．博士論文のため時間的制約があり，ケア提供者へのインタビューというかたちをとりました．以上の3つです．

太田 私は，対象は痴呆をもっている高齢者と，その方を介護している家族介護者

です．場面としてはできるだけ日常的な両者の相互作用をとらえたかったので，自宅でということです．

■ 対象・方法を決定するまでに考えたこと，準備したこと

大川 ありがとうございました．今萱間さんが，本当は参加観察をしたかったけれど，倫理的，物理的問題でインタビューを選択されたとおっしゃったのですが，他の皆さんも対象や方法を決めるにあたって，「こういうことに配慮したから」とか「こういう理由でこういう方法をとった」という，その研究デザインをとるに至ったお考えや試行錯誤されたことがあれば教えていただきたいと思います．

太田 私は自宅に伺い，家庭の中で通常起こっている相互作用により近づきたいということを思っていたのですが，かなり難しいのではないかということを自分でも危惧したし周りからも言われました．でも自分のテーマを大事にしていきたかったので，どうすれば自宅に行けるか，その人たちとどこで出会うかを考えました．保健所の家族介護者の方たちとの交流会で，知っている方にお願いをして訪問したりしてみて，結局，痴呆という病気で通院している人を主治医から紹介してもらい，病院で研究の説明をし，お家に訪問してもよいという了解をとったうえで訪ねて行くという方法をとることにしました．試行錯誤で一応やってみようということで始めました．

大川 ご自分が対象としたい，見たい場面をとるにあたって，いろいろとご苦労されて，やっとそれがかなったということでしょうか．

太田 そうですね，対象やデータ収集の場を決めるまで大変でした．また，データ収集方法については，自分が訪問した先での自分のあり方が非常に影響していきますね．それをどうしたらいいか，自分のあり方はどうあったらいいのかということはすごく考えさせられました．

大川 萱間さんは同じように参加観察されて，そのへんに関してはいかがですか．

萱間 参加観察はある意味でパワフルな方法だと思います．その場面に居合わせるということなので，その場面の印象，気配を共有することができるというのは大きいです．特に精神科看護の領域にはノンバーバルな部分が多くて，看護婦さんは自分では全然意識していないけれど，こちらから見ていると，こういう配慮をしているとか，こういう物理的・心理的な距離をとっているといった，見てわかることがたくさんあるので，データとしては本当にリッチなものがとれるような気がするのです．しかし，太田さんが今おっしゃったように，研究者が入ることによってその場というものを異質なものにしてしまう可能性もある．そこが限界でもあると思うのですが，魅力的な方法だと思います．下準備も必要で，例えばビデオを撮らせていただくという２本目の研究では，もともとテレビの取材がそこの病院に１年ぐらい入っていて，皆カメラに慣れてい

た．テレビ関係者のベースをもらってしまったというところがあると思うのです．それでもやはり抵抗感があって，最初のうちは「顔は写さないでください」と．それは気をつけていて，場面ごとに必ず同意をとるようにしていました．準備が必要というのはすごく感じました．

大川　かなり配慮も必要だけれども，参加観察は非常にパワフルな方法であるわけですね．ところで山本さんはインタビューを選択なさいましたが，それはどうしてですか．

■ 妥当性を高めるためのインタビューと参加観察の併用

山本　私は介護者がどのようにご自分の経験を理解しているのか，意味付けているのかというところが知りたかったので，インタビューなしには成立しなかったと思います．しかし，いろいろな立場からいろいろな見方でその人たちの行動や経験に対する意味付けを探ろうという意味ではインタビューだけでは済みませんでした．ですから，その方々が家族会に参加されたりデイケアに来られたりといった様子を参加観察したり，デイケアの送り迎えに同行して家族の様子を見たりとか，保健婦さんや生活指導員の方にお話を伺ったりしたので，介護者に対するインタビューだけのデータ収集ではありませんでした．

大川　インタビューといっても，インタビューした内容だけ単独にということではなく，それを中心にしながらもいろいろな場面でその方の様子なども含めてデータを分析するということでしょうね．

■ 解釈の責任は研究者

萱間　参加観察でも，こちらの解釈を必ず対象者に返して，「私はさっきこのように観察したけれど，どうか」ということを言う必要があります．ただ，それは限界を踏まえていなくてはいけなくて，必ず対象者がそれを認識しているとは限らない．こちらの責任でそれは解釈してしまわなければならない部分もある．一応確認をするべきだということを多くのGrounded Theory Approachを使う研究者の人たちは言っていますが，必ずしも全部同意をとる必要はないと思います．

大川　解釈に関しては研究者側がするということですね．

山本　そうですね．私が見たかったのは介護者の認識の世界をどう理論化できるかです．理論化の部分は解釈であって，その解釈を作っているのは私なのです．その意味では，例えば私の解釈に「いや，違う」と介護者の方がおっしゃることもありうるわけです．その「違う」という意見を聞いた時はその内容によって，私の解釈が妥当ではなかったと解釈のほうを改変する場合と，この方はそういうふうには理解しないかもしれないけれど，こういった解釈は看護婦にと

って役に立ちそうだという場合があります．だから対象者のフィードバックをどのように受け止めるかは，一律には決められないと思います．

大川　太田さんも痴呆性高齢者の方とご家族の方が話をしている場面をその場で観察されて，ビデオでも撮られているのですが，そこで起こっていることは太田さんが研究者として解釈していくということでしょうか．

太田　「こちらがこうとらえたことが，日常的，経験的にいつもあることですか」というのを介護者に聞いたりはしていましたが，基本的には私が研究者としてどうとらえたか，それぞれの状況でそれぞれの立場に立ちながら，自分なりに見えてきたものを解釈していきました．

■ リサーチ・クエスチョンと研究者の選択

大川　今伺っていると，インタビューが中心になって，それに観察を付け加えていったり，あるいは観察を先にしながら後から解釈を確認するためのインタビューをしたり，あるいは観察の部分をビデオを用いるという選択をされたり，いくつかのパターンがあるかと思うのです．それぞれ選ばれた時に，こういう理由でこの研究デザインをとったということはありますか．あるいは，こういうリサーチ・クエスチョンだったらこういう方法をとるのが妥当ではないかということに関してはいかがですか．

萱間　対象の特性はありますね．もちろん当事者の世界を知るためのインタビューというものはありますが，相互作用を見たいと思ったら，参加して観察するというのは有効だと思います．以前ある講演で，インタビューじゃないとGrounded Theory Approachはできないと聞いたことがあります．私は参加観察はどうなのかと質問したのです．そうしたら植物状態の人と赤ちゃんと精神障害者は参加観察でいいと言うのです．その方は認識をちゃんと語れる人はインタビューが最も良いと言うのです．

山本　Straussは，看護の学生はインタビューをたくさん使うけれど，実は参加観察も大事なのだという言い方をしていました．その方がどういった理解で，なぜインタビューでなければだめだとおっしゃったのかはわかりません．重要なのは「何が知りたいか」で，私などはその人の経験に対する意味付けにすごく重きを置いたのでインタビューに力が入ったと思います．社会行動を理論化したい，例えばStraussのように病院の中で死のアウェアネスに関して，人々がどういうふうに行動するかを見たい時は，やはり参加観察が主になっていくでしょう．インタビューが全くなしには存在しえなかったと思いますが，参加観察というデータ収集が多くなるのではないかと思います．Grounded Theory Approachは社会心理学と社会学的なものの見方をする時には当てはまりますよ，という言い方をされていると思うのですが，いわゆる社会学的なところに重きがいく場合と，社会心理と言ったほうが合うような時というのは違ってく

るという印象はあります．

太田　私が痴呆性高齢者を対象とする時に，Grounded Theory Approachを利用しようということに対していろいろな意見がありました．例えば対象者である痴呆性高齢者は解釈をしないのではないか，そうであれば，象徴的相互作用を前提としている方法論はとれないのではないかという意見もありました．それに関しては，自分のプレテストや日頃出会っている人からは，痴呆性高齢者はいろいろなことを考えながら相互作用しているのだとわかりましたので，痴呆のある対象者にこの方法はとれないということは言えないと考えました．しかし，今の話のように，例えばインタビュー手法を用いて，「日頃の介護者との関係をあなたはどう思いますか」と痴呆性高齢者に聞いたとしても，自分の体験を表現してくれるということは難しいと思います．そういう意味で相互作用の場面そのものを観察することで，その人のいろいろな考えや思いが，むしろ相互作用の中で語られてくるということがたくさんあると思いました．

■さまざまなデータ収集源

山本　データ収集の方法はインタビューと参加観察だけである必要はないと思います．私の場合は，介護者の方のご主人が写真のアルバムを作っておられて，その下にひとこと，ふたこと書いているもの，あるいは介護者とデイケアスタッフの連絡ノート，日記をつけていた方がいらして，一番大変な頃にどのように書いていたのかを見せていただいたり，ということもありました．

萱間　私の場合はケアの技術が一番看護記録に残りにくいところで，だからこそやりたいと思っていたので，そういう活用はほとんどできませんでした．"Discovery of Grounded Theory"[1]の中では記録物のデータとしての価値みたいなものも新しい意味を付与しようとしていますね．それができるといいですね．

山本　私は基本的にはデータ収集源は何でもありだと思っていて，Grounded Theory Approach自体が，自分が調べたいことに対して何を調べたら知りたいことを知ることができるのかを自分で考えなければいけないところがあると思います．

大川　やはり基本は自分がこの研究で何を見たいのか，何を明らかにしていきたいのかということがあって，そのためには，誰から何を聞き，何を見ることが手掛かりになるのかということから決めていくということですね．

山本　家族が撮ったビデオとか．

萱間　テレビ電話で見た表情とか．

大川　その見たいものということに関して，先ほど山本さんが，より社会学的なものと心理的なもので分けられてくるのではないか，心理的な，ご本人の認識みたいなところを明らかにしていきたい場合にはインタビューを中心にするとい

うことが選択されて，もっと社会現象的なものの時には参加観察….

山本　どちらも必要だとは思いますけれど….

大川　両方が必要だけれど，ウエイトが違ってくるということですね．

■インタビューのコツー具体的な行動から

萱間　私の博士論文はケア技術を見ようとしていたにもかかわらずインタビューを使ったのです．しかし，それで見えた部分というのもあって，相互作用がインタビューで見られないかというとそうではないと思うのです．保健婦や訪問看護婦が訪問ケアで何を意図してケアをしていたかということで具体的なケア行動を聞いたのですが，それは質問の仕方でいろいろとできて，認識や意味を問う質問の仕方と，具体的に何をしたかを教えてくださいと問う質問の仕方で，触発される記憶が違うと思うのです．私の場合は，ケア行動そのものを話してもらうように気をつけていたのです．看護職に「どういうことをなさいましたか」というような抽象的な質問をすると，看護職は教育の中で「あるべき論」を叩き込まれているから，教科書に書いてあるようなことを言うのです．だけど聞きたいことはそうではない．具体的にまずケースを語ってもらいます．この人は何歳で，どういうかたちで発病して，いつから自分がかかわっていて，1回目の訪問はどうだったというように，ケースのことに限定して話してもらうと自由になって話をしてくれます．患者さんの真の言葉が出てくるし，本人の言葉も出てくるのです．しかし，やはり限界があって，参加観察して得られたデータと，いくら工夫してインタビューしても得られたデータは違う．それはそれで見られるものはあるのだけれど，やはり参加観察も組み合わせたかったのが正直なところです．

山本　インタビューで私が伺いたかったのは，「すごく大変な介護を続けていられるのはどうしてなのか」ということだったのですが，いきなりそんなことを聞いてもうまく答えが出てきませんでした．そこで，まず行動を聞くということから始めてみました．お姑さんなりお母さんなりの様子が少しおかしいな，と思われてから今までのことはどんなふうだったか教えてください，と聞くと，非常に具体的に話されて，その中で「今の生活ではどういうことが大変ですか」というようにジワッジワッと近づいていく．すごく大変なことを聞いた後に，「じゃあ，どうしてそんな大変なのに続けていられると思いますか」というもっていき方をするとスムーズにお話ししていただける，ということが経験を積むとわかってきました．

大川　私も方法論としては現象学だったのですが，患者さんがどんなケアを受けているのか，それに関してどういうふうに思っているのかということを明らかにしたかったのです．そのためには，かなり具体的に，「最近看護婦さんと出会った場面を思い出してください」と言ってインタビューすると答えは出やす

い．抽象的なことで「どんなことが良いケアでしたか」なんて言っても，なかなか出にくいというのは，私自身も実感としてありました．

萱間　研究する途中ではだんだん抽象化していっても，インタビューそのもの，データ収集そのものは砕いてやらないと抽象化するための要素が出てこないので，やはり研究するというのはまず砕く作業をやってしまう．できるだけ細かく，そして具体的にという方向だと思います．

■ 参加観察とインタビューで得られるものは違うのか

大川　対象は違うかと思いますが，萱間さんは，同じようなことを知りたい時に，参加観察とインタビュー両方の手法を使われていて，出てきた結果に違いが見られたと思われますか，それともどちらの方法を取っても，ご自分の見たいことに関してはかなり答えが出てきていると思われますか．

萱間　興味のもち方が違うのです．最初の精神分裂病急性期のケアというのは，自分がやってきたことなのです．自分が看護婦としてやってきたことで，それをスタッフとしてのレベルで書きたいという欲求で始めていました．しかし，訪問看護は自分はあまりやったことはない．急性期のケアの研究では，患者さんは私のことを看護婦だとわかるから，参加観察していてもケアを要求してきてそれに対応するわけです．それもデータに入っています．しかし訪問看護では，自分は少し距離を置いて外側から見て，機能を明らかにしたかったのです．保健婦，訪問看護ステーション，病院にはこういう機能があるとシステム指向で始めた研究でした．テーマに対するスタンスが違ったのかもしれません．

大川　そういう意味では，同じように看護婦の技術といっても，自分がもっと見ていきたい方向性，スタンスはどういうものかによって選択の仕方は違ってくる…．

萱間　リアルタイムで臨場感をもった現場のケアの技術ということをやりたいのであれば，参加観察を取ったらいいと思いますが，もう少しシステムとしてのものを見たいのであればそれは難しいのかもしれません．

太田　私の場合は参加観察として，相互作用の場面そのものに対して自分がどのようにかかわるかというか，どう存在するかということになると思うのです．自分がお家を訪問し「じゃあ，いつものやりとりを始めてください」と言って始めるわけにはいきません．最初の頃は試行錯誤で，あまり自分から質問は発しないで，そばにいて介護者とお年寄りがやりとりしている場面を中心に見ようと思っていました．しかし，自分がいる限り非常に不自然なのです．ですから自分はインタビュアーにもなり，日常生活の状況や今までどのように暮らしていらしたのかということを問いかけるようにしました．質問を投げかけることによって，お年寄りと介護者のやりとりが始まってくることがあります．そういう状況が起こると二者のやりとりをできるだけ邪魔しない，口を挟まないようにし

てそこにいる．それを繰り返していました．ですから相互作用の場面を観察する立場でいるのと，またその場面をひき起こすことを意図したインタビューをしていたという両方のあり方だったと思います．観察とインタビューとの違いがあるというより，両方があって相互作用を見ることができたのだと思います．

山本　自分がインタビューに際してどんな態度，スタンスで臨むかは重要ですね．

■ データ収集に影響する研究者側の要因

萱間　データ収集は，自分の臨床能力にもかかわることです．自分の経験や年齢などに影響されます．そのフィールドの中にあってどういう存在になり得るかというのは，年代によっても違うと思うのです．最初の研究をやった時は「いつもの学生さん」といった感じで自由にケアもできたし，ただ見ていることもできた．最近はインタビューをすると，相手の方に与える影響みたいなものもあるなと自覚するようになりました．昔はなかったということではなく，最近になって自分が自覚できるようになったということなのですが．例えば今訪問看護で一緒に同行訪問をして実際に見せてもらうということをやっているのですが，前後でそのやっている看護婦さんの悩みを聞いたり，ケアで行き詰まっているところを聞いたりという関係性をとって同行訪問するというのが自然になってきている．そうすると研究の焦点も，やっていることを記録するというよりは，その人の価値観や問題意識みたいなものと実際にやっていることがどうなのかというような変化もあると思います．

大川　研究者自身が成長していくというか…．

太田　その臨床現場と自分の関係性もありますね．1スタッフとしてかかわり始めたのか，または研究者として最初から出会うのか．

山本　場の状況というものもあると思うのですが，要は場の状況をいかに自分が認識して，その状況の中で自分が引き出したい情報はどういうふうにしたら出るかということを考えることだと思います．

萱間　往々にして学位論文を書こうとしている時は必死だから，とにかくリサーチ・クエスチョンで頭が一杯だし，期限までにやらなくてはいけないと必死ですね．だから，そこはあまり認識しません．認識しないことの危険性もある．

山本　私の時には例えば，日本人だと言葉にしにくいことがたくさんあるのですが，そればかりだとデータになりません．そういう時は，「私はアメリカの感覚に慣れすぎてしまってよくわからないんですけど」みたいな言い方をして．そういう存在として私を出すと，言葉にして語っていただきやすいというところもありました．

萱間　それもインタビュアーの特性というデータとして，意識化して客観化して，書いておかないといけませんね．

太田　Grounded Theory Approach の場合はある意味で研究者自身が現象に対し

て異質であってもいいという方法ですね．例えば文化人類学的な手法だと，まさにその生活の中に入り込むということに相当時間をかけてやりますね．しかしそれに対してGrounded Theory Approachというのは，むしろこちらは研究者だと，向こうが認識している．

山本　それはOKだし，中に入っていくのだったらそれもOKで，状況に合わせていろいろなやり方があると思います．質的研究法の授業を受けた時に，自分が調査の場にいるということが，その対象者にとってどういう影響を与えているかというメモを書いたり，自分がどんな気持ちでいるのか，それが自分のインタビューなり参加観察なり，解釈なりにどういう影響を与えるかをメモにする，ということが宿題になっていました．

太田　それはやっていきながら並行して常にそのプロセスは踏んでいく．自分なりにとらえていかないと，自分で意識している以上に，ある一定の見方をしているというのがわかったりすることがあります．

大川　その場の状況の中で自分の存在がどんな意味をもっているのか，そのことを自分が認識していく．相手に対して自分がどんな存在であるのか，それがまた変化する中で，自分の認識を見つめていきながらデータを取っていくということが重要ですね．そのことと合わせて，インタビューの場合はどういうかたちで質問を進めていくか，どういうふうな投げかけをしていくかということや，参加観察の時に，自分自身はどういう立場で参加観察者としてそこに存在するのかということもかなり意識しながら行う．この辺りの意識をどのようにもっていくか研究デザインを組む時に非常に大事だということが出てきたと思います．

(1999年5月31日)

要点：研究デザイン

- 研究デザインにあたっては，研究課題に応じて対象と方法を選択する．インタビューや参加観察など方法の選択では，対象の特性などを考慮する．
- より現象に近づくためには，十分なプレテストやインタビュー法の工夫などが必要である．
- データ収集源はインタビューや参加観察によるデータだけではなく，メモ，写真など，手掛かりとなるものもすべてデータになりうる．
- 研究者のとる態度など，研究者側の要因がデータに影響を及ぼすことを意識化していなければならない．またデータ解釈の責任は研究者にあるが，その確認作業は必要であろう．

引用文献

1) Glaser BG, Strauss AL：The Discovery of Grounded Theory：Strategies for Qualitative Research. Aldine Publishing, 1967（後藤隆他訳：データ対話型理論の発見．新曜社，1996）．

4 研究計画書の作成

太田喜久子・萱間真美・山本則子・大川貴子（司会）

◼ 研究計画書の内容

大川　研究デザインを考えて，研究計画書を作る，計画を文字化するというところでは，それぞれどんなことを特に注意して書かれていたのかをお伺いしたいと思います．

山本　6年前（収録時）に書いたものを持ってきました．計画書に何が書いてあるかというと，研究目的，背景，重要性，それから文献レビュー，パイロット・スタディとその主な知見があって，そこからリサーチ・クエスチョンが出てきて，方法論の中に，いつどこで何をするか，妥当性の確認にはどうするかということ，そして研究の限界が書いてあります．最後にインフォームド・コンセントの用紙とデータ収集のための質問項目，つまりその時点で何を考えているかのリスト，それに研究のスケジュールが書いてあります．全部でダブルスペースで50ページです．

太田　私の場合も構成は似ていると思います．文献のところでスペースをとる必要があるかは指導者によると思います．

◼ 計画書作成にかかわる困難と対策

大川　研究計画書を作成するにあたって，特に苦労されたところとか，「こういうところはこういう書き方がいい」ということがあれば教えていただきたいのですが．

萱間　先日大学院の修士レベルの方で，研究計画書を書こうとして葛藤に陥っている方にお会いしました．量的な研究デザインでは研究計画の段階でサンプリングを最初にはっきりさせ，それが妥当かどうかと審査されます．しかしGrounded Theory Approachの場合，理論的サンプリングではどのような方向で，何例のサンプルが必要かということは，比較分析の中で決まるため流動的です．そのことに対して理解が得られない．サンプリングを研究計画書にどのように書くか大きな課題だと思ったのです．

大川　サンプリングは最初から人数が決まっているわけではなくて，やりながら，

これでデータは十分となった時にストップするわけですよね．ですから，そこが従来の研究計画書の書き方と違うと思いますが…．

太田 この手法をとる限り，いくつと限定するような書き方はできない．私の場合，理論的サンプリングを用いること，20あるいは30例ぐらいを目安とする，というような書き方でした．

萱間 例えばGrounded Theory Approachの経験者が全くいない（大学院）研究科委員会に対して計画書を出す場合は難しいのではないかと思います．

太田 質的研究の位置付けは予備的研究の一部でしかないと言う方もいますので，計画書を作成する前に，質的研究とは何か，その中でGrounded Theory Approachとは何かについて，勉強会を始めました．質的研究に批判的意見の方にも参加してもらい，結構シビアなやりとりもありました．勉強会をして，結果として批判的な意見が大きく変わったというより，人により考え方が異なり，それに基づく研究手法があるということは認識し合えたのではないかと思います．このような段階を踏んでから計画書を出しました．

萱間 Grounded Theory Approachを知らない人がマジョリティの場合，勉強会をしてもたぶん来ないし(笑)…．私の出た大学では計画段階での審査がなく，研究デザインの段階で攻撃されることはありませんでしたが，最後の審査会で攻撃されるので準備していました．私の場合は指導教官の先生が，そこの調整をしてくださいました．例えば私が「もう新しいカテゴリーは出ないからデータ収集をやめてもいいですか」と探りを入れると，「いや，30例いかないとここでは通らないから30いきなさい」と言われました．その頃ちょうどイギリスの学会に行ってGrounded Theory Approachを使った発表を聞いていたら，なぜ30もやったのかと尋ねられた研究者が「私は17例で理論的飽和になったと思った．だけど指導教官が30やれと言ったから30やった」と言っていて，自分と同じだと思いました(笑)．「そうか，これは方便だからいいんだ」と思って，30例というかたちで出したら，審査会で「30例やっていて標本数としては十分である」という評価でした．もちろんGrounded Theory Approachに詳しい先生がたくさんいらっしゃるところだったら，理論的サンプリングということを，前面に出していくんだろうけれど，そうではない場合は，とりあえず30やりましたということで攻撃をかわして次に行くということだと思います．またある程度変わるかもしれないけれど，サンプリングする場所もいくつか候補を挙げておいたほうがよいのではないかと思います．そういう方便を使っていかないと，最初から丸ごと理解されるのは難しいのかなと思います．

山本 私の場合もそうですね．そういう状況にあったとしても，結局25，26例という数は，大体そのぐらいあればGrounded Theory Approachに詳しくない方が見ても一応の結果が得られたということが納得していただけるかと思います．

大川 質問やデータの収集の仕方が途中で変わることが，ある程度予測されている

場合はどうですか．

萱間　質問のリストは初期の頃に出しておいて，変わるとか余計なことは言わないで(笑)．言うとまた相手が「変わったら妥当性が…」などということなる．最後の発表の時はちゃんと言いました．「だんだんと焦点が絞れてくるにつれて質問項目が変わって，インタビュー時間も少なくなっていって，データが収斂していくんです」と．

山本　私の場合はそのまま書いてありますね．「理論的サンプリングをするから数はわからない．ただ，今までの経験で少なくとも大体15〜20ぐらいになるだろう」という書き方をしてあります．インタビューの質問についても，「今のところわかっていることであって，これは変わっていく」というような書き方でした．今から思えばGrounded Theory Approachが知られていないところでの説明が必要ない環境で作ったので，非常にあっけらかんと書いてあります．

萱間　しかし，そういうディフェンスが必要ないということは，逆にGrounded Theory Approachの正当な手続きを踏んでいるかということがむしろ審査されるわけだから，そういう意味では厳しいかもしれませんね．

■ サンプル数

山本　今までの経験だと，これだったら最低15〜20例みたいなことは，もしかしたら日本で書かれる時にも参考になるかもしれません．

萱間　やはり15〜20というのは妥当性のある数なんですね．17とか18で"カテゴリーが出尽くしたな"と思った人を何人か聞くので．

山本　私もそんな感じでしたね．私は全部数えて27だったのですが．

萱間　量的研究の人には，17とか18という数と30という数は受けが全然違います．30が最低ラインだというベーシックな共通認識があるらしいのです．

山本　これからやる方のために30という線は良いガイダンスかもしれませんね．

萱間　インタビューするには結構きつい数ですよ．データに溺れる可能性があります．

山本　私の場合は27だったのですが，17〜18ぐらいで大体「ああ，そうだな」と思いました．そうしたら後は割と安心して見ていられました．もう新しいものがないから，「ない，ない」と思っていられる．時々フッと出てくることがあると，じゃあこれはどういうふうに当てはまるのだろうとか，これは概念をこういうふうにもってくれば，入ることなんだというふうにしたり…．

萱間　余裕をもって，最後は妥当性の検証みたいな感じですね．

山本　ネガティブ・データの探索みたいなかたちで使えたので…．

萱間　それで周りの人も納得してくれるし，指導教官の支持も得られるのであれば，それは仕方ないかもしれませんね．

山本　そういった手段的意味での数という認識をしていただければと思います．30だけがひとり歩きして，「Grounded Theory Approach は 30」という噂になったら困りますが．

大川　原則としては飽和するまでという，理論的サンプリングがあるということを踏まえたうえで，皆さんの今までの経験からすると，15〜20 ぐらいでおおむね出たなと，20 の後半ぐらいになってくるとかなり出尽くしたなという実感がもてる数なんだということですね．これからやっていこうという身にはとても参考になるお話だったと思います．他に研究計画書の段階で工夫された点などはありますか．

■ 倫理的配慮

萱間　参加観察は倫理的な問題が伴うと思います．そこの配慮を明確にしないと，参加観察は難しい手法だということでだんだん通らなくなってきています．看護職に対するインタビューをした時には看護職自体が同意するならどうぞという感じでしたし，看護職自体も抵抗がなかった．けれど，参加観察をやらせてもらう時は病棟に外から入り込むし，患者さんに対してどう説明するかという病院側の方針がありますね．研究者を入れていることをオープンにするのかどうか，それをどう病院で位置付けるかということがあるので，倫理的配慮の内容について書かないと，これから先ますます通らないのではないかと思います．この頃は施設での倫理委員会を経て受け入れが決まっていくので．

大川　萱間さんは参加観察をされる時に，研究計画書の段階でどういうかたちで倫理的配慮を書かれましたか．

萱間　その頃はまだそんなにうるさくなかったのです．だから何も書いていなかったと思いますが，ただ，病棟の人たちに対して，いつでも断ってもいいとか，病棟会議の場所で詳しく説明しました．病棟会議では「何で協力しなければいけないんですか」とか「嫌な時は嫌と言っていいんですね」とか，そういうネガティブなことがたくさん出てきて，すごく面食らいました．ただ，そこで怒りの感情をちゃんと表出できたのです．実際行ってみたら非常に協力的でした．そこを省いていってしまうと，その時は楽でも後のほうで出てくると思うのです．だから，研究計画書を通すという意味だけではなくて倫理的配慮というのは研究の質にも影響してくると思います．

大川　太田さんも当事者を対象にした研究ということでは倫理的な問題が問われたのではないかと思いますが，そのあたりはいかがですか．

太田　私の場合は外来で通院している人に，医師から，「こういう研究者がいるんだけど，よかったら会ってみないか」ということで，研究の大まかな概要を説明してもらって，そのことは自分の診察を受ける・受けないとは全く関係ないということを医師のほうから直接言ってもらったのです．その後同じ外来の別

室に来てもらって，自己紹介しました．お家に訪問するわけですから受け入れてもらわないと訪問はできません．それで具体的に説明するのと同時に文書を作りました．その文面には，例えば家を訪問してもよいか，ビデオを使ってもよいか，断ることが診療に影響しないこと，一度同意してもいつでもやめられるということ，そして自分の連絡先を書いておきました．それにサインをしてもらったのです．介護者の人もそうだし，ご本人にも「私がお家にお訪ねして毎日どんなふうにしていらっしゃるのかお話を伺ってもいいですか」と聞いて，「いいですよ」と言ってくれて，お名前を書ける人は書いてもらいました．カーボンで写しをとって，直接サインしたほうを持って帰ってもらいました．家に帰ったら嫌になるかもしれないので，いつでも連絡がとれるようにして，自分は写しを持ってと，かなり慎重に考えました．

山本 私の場合，まずカリフォルニア大学で博士論文を書くにはカリフォルニア大学の倫理委員会を通った研究同意書を使わないとだめだということになっていました．それを日本語で書くわけにはいかないので英語版を書いて，いろいろな必要書類と一緒に大学に出しました．研究同意書の中には，プロジェクトのタイトル，目的，手続き，対象に対する利益やリスクや不快なこと，同意するということはどういうことか，謝礼を払うか，質問がある場合の連絡先，そして署名をするというものです．最後に，「もしこの研究の最終的なレポートがほしい場合にはここに送付先を書いてください」というひとことがあります．それを倫理委員会に提出しました．倫理委員会でOKが出たらそこに判が押されるのですが，その判があるものだけしか使ってはいけないのです．その研究同意書で同意を取った対象しか学位論文のためのサンプルとしては使ってはいけないということになっているので，かなりきつくなされました．私の場合は日本語のものも提出して，実は英語のほうしか読んでいないだろうと思っているのですが，それに判を押してもらいました(笑)．説明に際しては，前もってサービスの提供者の方に，こういう研究者がいるのですが，研究の説明のためにそちらにご連絡を差し上げてもいいかということと，そのために電話番号を教えてもいいかということを確認していただいて，OKが出た方に対して私が電話をさせていただいてそこで説明をする．訪問のOKが出たところで訪問して，この紙で説明をしてインタビューのOKをいただくようにしました．実はもう1つ話があるのですが，最初は同意の確認のために署名をしていただこうかと思ったのですが，カリフォルニア大学の倫理委員会は「日本人は署名することが文化的に適切でないようだから署名は必要ありません」と言われたので(笑)，私は署名を取らず，口頭でOKをいただきました．

萱間 私は博士論文の研究の時に，同意書を往復葉書で送ったところ，返送してくれる人と返送してくれない人がいました．返送してくれない人は嫌なのかというとそうではなく，電話すると「いいですよ」と言うのです．それで「あの紙なくしてしまったからいいですね」と言って口頭に変えてしまうのです．だか

らその認識はある程度正しいと思います．

山本　本当に面白いと思ったのですが，そういうふうに説明をしていってインタビューに入るというような手続きでした．必ず，皆さんがおっしゃったように，途中で中断してもいいということと，調査参加の有無はサービスには全く関係がないということ，結果をどういうふうに公表するかということを説明したうえで，ということを説明してインタビューを実施しました．

太田　私もサインはどうかなと思いましたが，それなりの覚悟を要する方法でしたからお願いしました．訪問したらサインした紙をちゃんと持っていてくれましたね．引き出しに入れてあって，「何かあったらここに連絡すればいいんですね」と言ってくれたりします．逆に家に持って帰ったらご主人にだめだと言われた人もありました．その場合は対象から外れます．

山本　私も1人だけでしたが，1回OKを言われた後で「やっぱり…」という方がいました．

大川　どういう利益とリスクがあるかをきちんと明記するということですね．そのへんはこれから日本もそうなっていく可能性もありますね．

山本　利益も書くんです．特にないのですが，「話すことはあなたにとって発散になっていいかもしれません」というような書き方をしました．

太田　私は，「この成果が直接あなたに還元されることはないけれど，将来協力してくれたことが，痴呆の方とのかかわり方がどうあったらいいのかということにつながって，私のほうでも努力するので，それに貢献してください」というように書きました．

大川　私は研究の承諾を得るための説明をしに行って，大学院に行っていると言うと，対象となる患者さんのほうが「これから将来婦長さんになっていく人だよ．そういう人たちに俺たちがどんなものを良い看護だと思って，どういうことはしてほしくないと思っているのか知ってもらうということは意味があることだと思うんだよ」と，勇気を与えてくださって，協力してくださったというケースが結構ありました．倫理的な配慮については今かなり言われていることです．研究計画書の段階で大学側の審査の問題と，受け入れてくださる病院などの施設側の問題と，実際のインタビューを受けたり観察の対象となる方にどのようにして了承を得るかという…．

山本　3段階ありますね．

大川　そうですね，クリアしていかなければいけないことは．そのつど説明も必要でしょうし，先ほど萱間さんがおっしゃったように説明をしていく中でいろいろな反応が出てきて，そこに丁寧に答えたり，それに対して受ける側が思っていることを言ってもらう場を作るということが，その後実際にデータをとる時にもかなり影響してくるのではないかと思います．

■ 研究成果の返し方とその意味

萱間　最後に，自分たちのやったことはどういうことだったのかということを確認できるように，研究成果を必ず返すということですね．それは対象者によって個人差があると思いますが，「ほしい人は…」という先ほどのフォームを使うのは賢いやり方だと思いました．参加観察をさせてもらうということは，そこに入り込むということですが，そのリスクを負わせただけのフィードバックをしたいなと思いました．そうすると，自分たちのケアにこういう意味があったと解釈してもらったのはありがたい，という反応がほとんどだったのですが，中には怒って心外だと思われたことも1ケースありました．そういう反応も含めてフィードバックを責任もって最後までするというのは必要なことだと思います．

山本　そういったフィードバックも実はデータだという…．それをどうとるかはまたこちらの解釈なのですが．

大川　フィードバックをデータにするということですか．

山本　特に萱間さんのような研究に当てはまると思うのですが，分析の結果を出すということは「私はあなたの言ったことをこういうふうに解釈しました」という提示ですね．それに対してまたいろいろな意見が出てくると思いますが，それは Grounded Theory Approach だけでなくあらゆる研究がぐるぐる回って，らせん状に進化していくプロセスの一部というふうにとらえられると思うのです．つまり，ある研究に対してフィードバックをいただいたら，それをまた取り入れた研究が次に立っていくというかたちに，研究というものは本来的になっていると思います．特に Grounded Theory Approach の場合，ここからここまで研究があってそれで終わりというようにはなかなかいかなくて，真実を知るということは継続的な営みになります．その継続的な研究の営みの中の一部に組み込まれるという意味でのデータです．

萱間　妥当性の検討を目的としたフィードバックというのは，研究の中で「私はこのカテゴリーを命名しましたが，どうですか」というようなことをやっていて，それは論文の中に書いてあります．しかし，例えば全部の論文を臨床の方々に送って，病棟会議でこういう話が出たよという話を聞かせてもらったり，もっと広い意味でのフィードバック，つまり論文として発表した後で臨床の人たちはこういうふうに使ったよと言ってくれたり，それをもとにした新しい論文が出たりということがあります．最初の論文を発表してから8年以上経ちますが，先日も学会に行ったら，あれを枠組みにして使ったらどうだったということを臨床レベルでスタッフを元気づけるために使ったというようなお話を聞きました．そういうことがありがたいなと思うのですが，モデルの修正とかカテゴリーを広げたりといった意見ももらうわけですが，具体的にそれを自

分がどうするかというのはまだまだこれからもやっていかなくてはならないと思います．

■ 研究の継続性

大川　研究結果に対して反応が出て，その反応をくみ取りながら次の研究活動につなげていくということですね．

萱間　やめられないのです．私の関心は違うところに移ったりするのですが，その論文ではずっと使われているから，そこに関してもやらないわけにはいかないんだなと思って，だけど，やめたいと思う時もあるのです(笑)．

大川　周りからの反応が続く限りはやめられない状況になっていくということですね．

山本　例えばそういった今までのフィードバックをまとめて発表したら，次の研究を別の人がやるかもしれませんね．それはそれでおもしろいと思います．

■ 分析プロセスの明示

大川　その他に何か研究計画書の段階で工夫された点，あるいは今思い返したらこうしておけばよかったと思われている点などはありますか．

太田　分析のプロセスが，質的な研究というのはどういう手順でなされるのかというのが，なかなかよくわからない．どのようにデータを分析していくかのステップを計画書の中に入れておいたほうがいいと思います．それは論文を発表する時にも要求されたりします．

萱間　論文審査の時のプレゼンテーションでも，その段階を示せと必ず言われるのです．そこで皆どういう出し方をするか悩みますね．

大川　それは審査の段階でも，研究計画書の段階でも，どういうふうにデータを分析していくのかを，かなり明確に書くように要求されるということでしょうか．

太田　そんなに明確に書けてはいないのですが，およそどんな手順を踏むのか，踏むつもりなのかというのは必要です．

萱間　そこの共通理解が研究計画で得られていれば，逆に審査も楽なわけです．審査の時もそれに沿っていけばいいわけですから，1回コンセンサスが得られるというのは重要なことかもしれません．

　その場合の抵抗感で一番大きいのは，質的研究だったら勝手に解釈して，データをちゃんと使わないんじゃないかという危惧です．データを逐語録で起こしたら，それを1行1行コーディングしていって，それを2段階目で少し収斂させて抽象度を上げるんだという，その程度の説明が必要です．

山本　私の場合は書いてありませんね．書く必要がなかったのだと思います．分析

のところは，本当に1枚だけですね．「データ収集と分析を並行していって」という書き方しかしていません．

大川　そこは審査する人がかなり Grounded Theory Approach の分析方法をわかっている場合と，そうではない状況で提出する研究計画書では違うわけですね．

■ 提出する場，状況による計画書の書き方

萱間　どのぐらい自分より前に，Grounded Theory Approach を使った研究が通っているかとか，その積み重ねを後の人には残してあげないといけないな，と最近思います．計画書というのは審査してもらうために出すので，審査する人はどういう人なのかを特定化して頭に入れて書くべきだと思うのです．どこでも通る便法があるということではなくて，誰に審査してもらうかを冷静に見ないといけないのではないかと思います．

山本　研究費の申請のために計画書を作る場合にも申請先によって書き方が変わりますね．具体的な研究プロセスの記述はあまり気にしなくても，どちらかというとバックグラウンドとか重要性をいかに説得できるかが大切な場合や，研究結果がどのように社会で役立つかに重点が置かれる場合など，いろいろだと思います．

大川　どこに何のために出す研究計画書なのかによって，含まれてくる内容の比重などは違ってくるということですね．項目的には，基本的に先ほど山本さんがおっしゃってくださった項目でしょうか．

萱間　それも好みがあります．例えば文献検索は出すな，そこで長々と言うのだったら研究をする必要はないじゃないかと言われるところもあります．求められるものが違うと思います．

山本　私は逆に，在学中に言われたことは，「計画書はもっと詳しく書かないとだめです」ということでした．自然科学系の論文は短ければ短いほど良いという発想がありますが，それとは多少違うアプローチだったんですね．

■ 質的研究の受け入れられ方

太田　質的研究方法をとるからといってマイナスに評価されるということは，だんだんなくなってきているのではないかと思うのですが，楽天的すぎますか．発表する時の受け止めとか，少しずつ看護の中で受け入れられてきていると思います．

萱間　看護の中ではだいぶ市民権を得てきていると思いますが，私が出したところではまだありませんでした（笑）．やはり研究者は研究者で好きな道を歩いているから．ただ，どのくらい接点を示せるかということだと思うのです．

大川　例えば Grounded Theory Approach の研究会をやると言えば，たくさんの方が集まってくださったりするところから見ると，看護界の中ではかなり質的研究に関して関心が高まって，理解を示してくださる方が増えてきているのかなと思いますが，必ずしもそうでないところもある中で，どういう計画書を書くことで研究に OK が出るのかということは大きい問題だと思います．

　次回以降は，具体的な研究方法について，どのような手順を踏むのか，どういう注意事項があるのかということをディスカッションしていきたいと思います．

(1999年5月31日)

要点：研究計画書の作成

●質的研究への理解を得るためには，理論的サンプリングの数をどのように示すかが第一関門である．またデータ収集の方法や分析プロセスの提示も求められることが多いだろう．

●研究対象者への倫理的配慮として，丁寧な説明，署名をいただくこと，いつでもやめてよいことを伝えること，対象者にとっての利益とリスクの説明，そして研究プロダクトを返す，ということも必要である．

●研究者は自己の研究テーマと審査との接点を探り，研究計画を示すことになる．どこに，何のために提出するのかによって，研究計画書の内容も変わってくる．

5 データ収集(1)
―準備と開始―

萱間真美・山本則子・太田喜久子・大川貴子(司会)

■ データ収集前の準備

大川　前回は研究計画書の作成ということでお話してきたのですが，今回は研究計画書作成と並行してデータ収集を実際に始める前に準備されたことなどをお話しいただけたらと思いますが，いかがでしょうか．

■ 観察のトレーニング

萱間　修士論文の時の話をしたいのですが，研究計画書の審査にかかっていた時に，実際にデータ収集をする前に観察と記録の練習が必要だと指導教授から言われました．私はケアの参加観察をするということで，ケアはどうやって観察するのだろうとか，何がどのくらい書けるのだろうというのが全く想像がつかなかったのです．ケアに準ずる場面を参加観察して書いて，書いたものをケアを受けた当事者に見てもらって，自分が受けたケアの体験と書かれているものが同じかどうか，どこが違うかを見るということをしたのです．ケアに準ずる場面として，ちょうど同級生にエステティックを受けたいという人がいましたので，エステサロンに電話しました．看護の修士課程の学生で，今度ケアをやっている場面を研究することになったので，その練習として友人にお試しコースを受けさせて，それを見せていただきたいということを話しました．それで私たちが顧客になると思われたのか「どうぞ」ということで，行ってやってもらいました．

　友人が横たわっていて，エステサロンの方が手技をやってらして，私はそばに座って見ていました．どういう手順でやったかとか，スチームを使ったとか，そこで手をもんだとか触ったとか，いろいろ観察して書いたのです．30分から1時間ぐらいだったと思います．それが終わって，喫茶店に行って，書いたものを彼女に見せたのです．私はハンドマッサージの場面がすごく印象に残っていて，「こういうふうに支えた」とか「こういうふうにもんだ」とか書いていたのですが，あの場面では手をもんだというだけでは十分ではなくて，「下からずっと面で支えられていてマッサージしてもらったから気持ち良

かったが，書かれていない」と彼女は言いました．その時はすごく疲れていたので，それだけしか覚えていないのですが．ケアというのはそういう細かいところ，下から支えたとか，どこを持っていたとか，そういうところを見ないといけないんだなと．書き方としてそういうところに気をつけようと思って，始める前に備えました．

武田宜子さんという同級生はリハビリテーションをテーマに質的研究をしていて，リハビリテーションというのはその人がそれまでもっていた身体像とか，ボディイメージとか生活のイメージなどを変化させるのがテーマです．では，どういう場面で練習したらいいだろうかということで，生命保険のセールスを見ればということになりました．生命保険のセールスというのは価値をある程度変えて，「こういう保険が必要ですよ」というふうに売り込まないといけないから，そういう場面が看護ケアと共通しているのではないかと．それでセールスの場面を観察したのです．

研究対象に類するものを見て，自分がそれを見られるかどうか，どういうところを見ればよいのかを訓練されたととらえています．

大川　すごく面白い発想ですね．研究したいものそのものではなくて，そこに近い場面を観察することでトレーニングをされていらっしゃったのですね．他の方はいかがでしょうか．

◼ コーディングのトレーニング

山本　私の場合も，博士課程にいた時に，質的な研究のコースがあって，それをとりながら研究計画書を書くというかたちに並行して進んでいました．1学期間は10週間なのですが，まずレクチャーと本を読むことでセミナー形式で勉強する期間があって，そのセミナーをとった人が次の学期に実際にトレーニングをします．それまでに自分がパイロットスタディができるフィールドを見つけておきなさいと言われて，私の場合は，日系人のお年寄りのケアをしているサービス機関にそれまで2年間ぐらいボランティアに入っていたので，そこで介護者の方を探していただいてインタビューのお願いをして，その手続きを済ませて入りました．15人ぐらいいた学生を3つに分けて，それぞれに指導者が付いてコーディングを見ていただきました．

最初は皆で「ここのコードは何だろうか」とモデルのデータを使ってやってみて，「私だったらここはこういうふうに付ける」とか話し合います．その後，「じゃあ，今度は自分たちのデータでやってみてください．その結果を提出してください」と言われます．次の週はお互いのものを見せながら，ここのコーディングはこれでいいかというのを話し合いました．かなり厳しいコースで，休みも関係なく指導者のところに自分のコーディングを見せて，コメントをもらって，やり直して，とやっていって，10週間でとにかくある程度まとめて

発表をするまでいくのです．インタビューは5～7人ぐらい行い，参加観察のほうは5～10場面の観察ぐらいだったと思います．それがトレーニングでもあり，パイロットスタディでもあって，それが終わった頃にちょうど研究計画書が出来上るというプロセスでした．

大川 研究計画書を書くのに並行したかたちで，しかもかなりしっかりしたプログラムをもってトレーニングを行っていくということですね．日本の今の修士課程，博士課程でここまでしっかりしたプログラムをもったところはなく，これからなのかなと思いますが，太田さんはいかがですか．

場への入り方のトレーニング

太田 私は博士課程の中でそういうコースはなかったので本当に試行錯誤でした．保健所での家族の会というのに1，2年前から参加者として入らせてもらっていました．保健婦さんと一緒に活動をしていって，家族の方の悩みを聞いたり，あるいは高齢者の方がゲームをして遊んだりしてリラックスしている場面の中で，月に2回ぐらいのペースでずっと会っていた人たちがいました．自分がどういう対象を研究として行いたいか，あるいはどういう場面で取りたいのかというのが固まってきて，現実的な研究計画をどうやって立てていったらいいだろうかという時期に，その方たちにお願いをしたのです．確か4組ぐらい，延べ5回ぐらい伺って，高齢者ご本人とお嫁さんであったり，ご夫婦の関係であったり，それは夫であったり，逆に介護者が妻だったりというところで話を聞いてきて，まだどういう項目で質問を投げかけていけばよいのかわからないけれど，とにかく思いつくままに聞いてきて，カセットテープを併用しながら，戻ってきてデータを起こし，自分でその場面をもう1回再構成していくという作業をやってみました．自分が見たものをどう再現できるか，自分の口から聞きたいことを聞けるのだろうかとか，そういう段階でした．それで何とかご自宅に訪問することができそうだという感触を得ました．

大川 研究計画書でどのような場面をとっていくかを決めるにあたっても，実際に家に行って聞くことが可能かどうかをやってみるというのは，すごく大事なことですね．今，伺っていると，ただ計画書を書いて，じゃあ行きます，インタビューします，観察しますということで始まるのではなくて，その前にそれぞれ準備をされていらしたのがよくわかりました．他に何か，実際に本調査に入る前にこのあたりのことはしておいたほうがいい，あるいは「私はこういうことも準備した」ということはありますか．

機材の準備

萱間 ビデオを撮った時にビデオに慣れているフィールドを選んだということは前

回お話ししました．ビデオの撮り方も練習が必要だと思いました．私たちはケアの場面を見ていて，その相互作用の場面を撮る時にビデオがどこにあるのが一番良いのかというのをいろいろ迷いました．

　先日ケアの場面を研究しようとしている方たちで，対象が痛みというものに対してどういう反応をするか，それが度重なることによってどういうふうにパターンが変わっていくかということをやろうとしていたのですが，その方たちは，撮らせてくださいという了承はもちろん両方に得ているのですが，手で持ってアップで撮っているのです．その対象の表情が見たいのでアップで撮りたいと言っているのです．そうすると面白いことにデータの中にまったくネガティブなデータが出てこないのだそうです．一般に良いと思われるような声かけとか，一般に言って良いと思われるようなことが出てくるのだそうです．よく聞いたら，撮影した人は病棟の管理者でした．ニーズとしてはわかるし，その方は中立的な立場をとりながら一生懸命やっていらして，決して悪意はないのです．しかし客観的に見ると，2つそこには要因があると思います．ズームで寄られるとやはりカメラを意識し，撮っている人が管理者であるという事実が場面に影響しています．私たちの結論として，一番気にならない方法は，やはりスタンドで固定してあって部屋の隅から広角で撮るやり方だろうということでした．それは他の卒業生の学習会などをビデオで撮らせてもらって，どこにあるのが一番気にならないかというのをいろいろやってみた結果，部屋の隅のほうにあって意識しなくなるのが一番良いという結果だったのです．だからそれから先は，ビデオを使う時は，スタンドで固定して撮りました．それが一番気にならないので．しかし，気にならないかどうかということを基準にできる場合と，その人たちのように表情を撮りたいというニーズがある場合は別ですが．

　私がアドバイスをしたのは，やはり表情というものもあるかもしれないけれど，働きかけ全般についてやりたいのであれば，やはり介入による効果，介入による影響は最小限にしたほうがいいからスタンド式にしたらどうかと言ったのです．見たいものと見られるものと撮れるもの，自分自身のトレーニングで大事なのはそういうことの分類が必要条件だと思うのです．自分はどういうものは見られて，どういうものは見られないのか，その場でそういうデータの収集の仕方をすることに耐えられるのか，すごくバイアスがかかってしまう場面というのは，どういう場面なのかということも知っておかないと，現場に出てからではコントロールしきれない．そのへんの準備やトレーニングが必要だと思いました．

大川　ビデオを撮るとしたらどの位置で，どういう形であれば，そこで行われていることに与える影響がより少なくビデオを撮れるかということを先に考えるということですね．

萱間　言い換えれば，自分が見たいものと見られるものの現実とにギャップがある

ので，いくら頭の中や計画書で，こういうところのこういう場面でこういうものが見たいと思っても，やはり実際の場に来た時に見られるものは必ずしもその通りではないというのが，特に臨床場面を対象にした場合はあります．

大川　太田さんはいかがですか．

太田　私は先ほどの本格的な調査をスタートする前の段階でビデオを何回も練習するということはできなかったのです．本調査とほとんど同時にビデオを使い始めたという感じなのです．だから，本調査の最初の頃は，相手の負担も大変だったと思います．自分の手技とか，ビデオの位置もそうなのですが，機械に慣れていないとそれをセッティングするだけでもすごく手間取ります．ガタガタやって時間がかかるとか，ビデオなど電気のものだとコンセントをどうするのかとか，コンセントも最初は「どこにありますか？」とか…．これはやっぱりまずい．充電式のものはきちんと充電しておいて，さりげなく，素早く，世間話をしながら部屋の隅に置いて，ビデオはビデオでそこに置きますよともちろん断って置くのですが，自分は話の中に入るという自分の動きをいかにスムーズにするかということは，すごく大事ですね．最初の頃は，ビデオを撮るということも，自分も慣れていないからすごく意識するし，相手も意識するし，家族の方が家の中にいたたまれなくなったようで，「散歩に行きましょう」ということになって，よくテレビのドキュメンタリーでありますが，私はビデオを持って追いかけて，当然とてもあんなふうに撮れなくて惨憺たる状況でした．最初の頃は時々ビデオのほうに行っていじってみたり，そういう動きをすることがまた相手に影響を与えてしまうということに気がついたりとか，そういういろいろな失敗がありました．最終的にはビデオを三脚で固定し，レンズは広角にし，自分では全然いじらないようにセットするようにしました．

山本　そうやって言われると思い出すのですが，私はインタビューの録音が必要だったのですが，その際マイクをどうするかいろいろ検討しました．初めは，こんなに前にマイクを置いたら意識してしまって模範的な発言しか出てこないかもしれないと思って，手前のほうに持ってきて構えながら録音しました．ところがそうすると，私の声は入っても相手の声の入りが悪く，テープ起こしの時に困ることがわかってきました．でも今度はマイクを発言者のほうに向けすぎると私の声が入らなくて質問がわからない．私が何か尋ねて「そうですね」と言われても何が「そう」なのかわからない．それで，両方から集音できるマイクを探して町中の電気屋さんを回ったことがありました．結局思ったより介護者の方たちはマイクを意識せずにお話ししてくださったので，最後には堂々と真ん中に置いてやってしまうことが多かったのですが．

■ 記録方法のオプション

大川　私の場合は，インタビューをするのに，録音を許可してくださる方は録音す

るのですが，ノーと言われた場合のデータをどうするかという問題がありました．そうなったらインタビューをしながらメモをとっていくのですが，それがもし分析するのにかなり難しいものであれば，録音は嫌だと言った方は対象にはしないと決意しなければいけなかったので，パイロットスタディとして2例やった時点で，そういうことの検討もしていたように記憶しています．

山本　結局どうされましたか．

大川　インタビューが終わった直後にメモを元に再生していくと，かなり大事な部分は残っていることがわかったのです．ですから，テープを許可していただけなかった方の分も筆記でデータとしました．

(1999年7月26日)

要点：データ収集(1)―準備と開始―

- 研究計画書の執筆と並行して，データ収集のためのトレーニングを考えてみるとよい．トレーニングの内容は，観察した内容をうまくメモに残せているかどうかの確認，コーディングが妥当なものかの確認，テープレコーダーやビデオの操作などの確認，などである．これらのトレーニングは，各人が研究の方向性に沿って，自発的に行っていることが多いのが現状である．
- トレーニングには，研究者としてその"場"でどのような位置を占めるかという自分の存在のあり方を考える，とか，研究対象への"自分"の提示の仕方を意識する，などということも含まれる．
- データの記録方法は思ったとおりにいかないこともある．その時のためにオプションを考えておくことも必要である．

6 データ収集(2)
―初期の留意点―

萱間真美・山本則子・太田喜久子・大川貴子(司会)

■ 観察記録をとる

萱間 精神科の急性期のケアについての調査の時は，ビデオには撮れませんでした．自我がただでさえ弱っているのに刺激になってしまうので，参加観察は本当に自分の記憶が頼りだったのです．どのくらいのタイミングでメモをして，どのくらいの量をメモして，どのくらいの時間を置いて書けばその場面が再現できるかということは，本調査に入ってから検討しつつ進めました．その時にわかったのは，とにかく抽象的なことを書かないでしゃべった言葉や見た物の名前とか色とか，そういうことをメモしておかないと，後になって意味がわからなくなるということです．1つのケアの始まりから終わりまで，例えば「経鼻チューブを入れて，そのチューブから薬をすりつぶしたものを入れる」とか，それだけのことなのですが，それだけのことでもどんどん忘れるということがわかりました．1回のケアの観察というのは，1場面観察したら全部メモを書いて，そのメモの意味がわかるようにある程度前後をつなげるところまでをメモとして作り，それから次のところを見ないと，結局どれも消えてしまってデータにならないから能率が悪かったです．参加観察は午前中2時間と決めていたのですが，その中でもメモに費やす時間や，その場面をある程度想起するのに費やす時間があるから，結局は5場面ぐらいしかとれないということがわかって，その2時間を終えると早速記録にかかりました．最初の病院では好意的で，メモをとった後，記録に移るまでナースステーションの隣りの部屋を貸してくれて，ずっとそこでワープロを打たせていただきました．すごい勢いで打っているわけです．2時間見たら2時間はかけないとその量は書き出せないですから．エステティックではないけれど，「下から手を添えた」とかそういうレベルで書いているので．患者さんの顔のどちら側にしゃがんだとか，しゃがんだ時の顔の向きはどうだったとか，そういうふうに書いていきました．最初の病院はそれができたのですが，2番目の病院ではワープロを打つ場所が限られていて，ロッカールームで書いてくださいと言われて，最初はロッカールームでしゃがんで書いていたのですが，それはできないということがわかった，じゃあ，大学に戻ってからワープロを打とうと思ったら，電車の中で疲れ

て寝てしまう．1回寝てしまうと忘れるということがわかって，すごく苦労しました．

太田　メモはポケットに入れておいて，その場面でも少しはキーワードなど記録したのですか．

萱間　部屋の中では絶対に書かないようにしていました．患者さんは敏感ですから．絶対に部屋から出てからと決めていて，それを1回破ってしまうと自分でずぼらになってしまうので，出たらその部屋の外の壁で書いているような感じでした．システム手帳に白紙の紙を山のように入れておいて，毎日それを30枚ぐらい使って，大きい字で単語で書いておかないと本当にわからなくなるのです．場面ごとに色を変えて，4色のボールペンを持って赤，青，緑，黒というふうに順番を決めておいて，場面が変わったということに留意して…．そのシステム手帳は愛着があって捨てられなくて今でも持っています．エステティックでのトレーニングとは全然緊張感が違って，やってみないとわからない．だから，いくらトレーニングをしても，その場の特性というのがあるから，その場に行って自分の身の置き方とか，間のとり方とか，メモのとり方も含めて，自分と場との関係を決めていくということだったと思うのです．

山本　寝てしまうと忘れるというのは私も経験があります．インタビューをしたすぐ後に，自分の印象も書かなければならないし，あるいは入浴サービスに参加させていただいたり，特養のデイケアに行ったりとかということがあってノートをとる必要があったのですが，私の場合は近くの公園のベンチや帰りの車の中で書いていました．疲れてしまったから食事でもして夜書こうとしたら全く忘れてしまっていたという経験があります．その時は「こんなことは忘れない」と思ってしまうのですが，本当に忘れるんです．

萱間　忘れますね，本当に．

■ 機材の使用

太田　補助機器を使った時のことに戻るのですが，ビデオやカセットレコーダーを本人や家族が気にするのではないかと思いますよね．私もそのことは計画書の段階でもいろいろな人から指摘されて，それが非常に場に影響を与えるのではないかとか，歪ませてしまう可能性もありはしないかと言われたのですが，実際にその中で展開され始めてしまうとほとんど当事者は意識しないですね．もちろんスタートの時は，焦点合わせなどがあるので，セッティングなど私が動いていると高齢者の方でも気がつきますね．「それ何？」とか「何やっているの？」と言うので，「写真を撮っているんですよ」と説明して，嫌がられるかなと思うと，わりと多くの方は「撮ってくれるの，嬉しいわ」と言って，カメラに向かってニコッと(笑)…．それを私はアップにして，焦点を合わせて，広角にしておきます．私が机に一緒に座って話を始めると，ビデオの存在はご本

人はほとんど忘れてしまうし，家族の人も，ほとんど3者の中のことに入り込んでしまうので，ビデオを使うということで影響されることはまずなかっただろうなと思います．中には，「ビデオはやっぱり嫌です」という人もいて，カセットレコーダーと両方持っていって，「カセットだったらいいでしょうか」と聞くと，それならOKですということだったので，自分の記憶だけで再現するというのは，幸いありませんでした．家の中で，自分がちょっと向こうのお部屋をお借りして，なんていうと非常に異質なものになってしまう．ある1時間なら1時間というのは，自分はそこを絶対に動かないというやり方をとらざるを得なかったと思います．インタラクションの細かいところまで見ようとする場合，そういう機器を使うことは必須でした．

■ 場になじむ

萱間 カセットテープにしろビデオにしろ参加観察にしろ，自分の中でまだ抵抗がある間というのはものすごく意識するから，相手にも意識させてしまう．しかし，それがだんだん自分の一部になってきて，その場への身の置き方がわかってくると，自分が意識しなくなれば相手もしなくなるような感じがしていました．例えば，私がものすごい勢いでワープロを打っていると，音がするのです．最初はそういうのがスタッフの方も気になったみたいなのです．通る度に何か言ったりしていたのですが，だんだん「風景」になってきてしまうと，「そんなもんだ．この人は変な人だから…」となって，自分もその場にしっくりしてくるというか，その場に入っていくまでに必要なプロセスだったのではないかと思うのです．

大川 本調査に入る前の準備から，実際に調査を始めてからもいろいろやりながら，ここはもっとこうしたほうがいいとか，あるいはやりながら自分がそのやり方に慣れていく，研究者自身が慣れていくことで，よりその場を観察したりインタビューするのが自然なかたちでできるというお話でした．ほかに本調査を始めた初期の頃に特に注意した点やご苦労があった点はありますか．

■ 場をつくる

太田 介護者の方と高齢者のやり取りができるだけ自然に起こってくるきっかけをどうつくるかというところはすごく悩んで，準備の段階でこういう手法でいけるというところまで確たるものがなかったのです．本調査の最初の頃に，そういうきっかけづくりに良いアイディアではないかと思ったのは，毎日朝から夜までどのように過ごしていらっしゃるかを聞くということでした．それはその方の普段の生活を知りたいと同時に，そういう話がテーマになれば，きっと何かやりとりが起こってくるに違いないと考えたのです．そのやりとりを引き起

こすために用紙を作ったのです．帯グラフのように1日の時間が割りふってあって，介護者の方にそれに書いていただけないでしょうかと先に出すことで，「いつも朝何時頃起きているわよね」というふうに話が始まるのではないかと思ったのですが(笑)．これが研究者の勝手な考えで，結局うまくいきませんでした．介護者にとって書くことが負担になってしまったのです．字を書くということに対して抵抗もあっただろうし，すごくとまどった人もいれば，ご本人に聞く間もなく，介護者がさっさと「何時頃起きて，何時にご飯を食べて…」とアンケートにサッと答えてすぐ返しましょうという感じで，とてもその用紙を使って目的は達成しないということがわかったのでそれはやめてしまいました．そのメモはむしろ私が持っておいて，「いつも何時頃起きられるのでしょうか」というような感じで聞いていくやり方をとったほうがいいのだなということで変えていきました．最初にこれでうまくいくかなと思っても，やってみると決してそうではない．

大川 このやり方がだめだということがわかった時点で変えていくということですね．

太田 そうですね．

■ テープ起こしは自分で

山本 最初の頃のインタビューで私が気づいたのは，話を引き出すつもりの自分の話しかけが相手の話の腰を折ってしまうということでした．インタビューされている側がずっと話し続けようとするのに，これで私が聞きたいところは終わったなと思って，次の質問を入れてしまうことが多いことに，インタビューのテープ起こしをしている段階で気づきました．それは分析していて，特に軸足コーディングをしたい時にすごく損になることがわかったので，パイロットスタディが終わった段階でずいぶんたくさんの質問項目を準備しておいたのですが，いったん投げてしまいました．最初の2, 3例で「これはまずい」と思ったものですから，その後しばらくは本当にとにかくしゃべり続けていただくということに気を遣いました．そこが最初の修正といえば修正です．

大川 コーディングをしていくと自分が話の腰を折っているのが見えてくるわけですね．

山本 「ああ，この次が聞きたかったのに…」というところで自分が話し始めていました．実のところ，それぞれの方に話したいことというのはあって，私が話の腰を折ってもご自分から戻っていくことも多かったのです．それはそれですごいなと思ったのですが，戻られない方もいらっしゃるので，とにかく話していただきました．

大川 萱間さんのインタビューの時というのは…？

萱間 去年米国のZerwekh博士が来日しました．看護婦や保健婦にケアの場面を

インタビューするという手法を使っているのですが，看護職というのはインタビューをしてケアのことを聞こうとすると，自分がやったことはあまり話さなくて，「あるべき」とか「こうやったほうがいい」とか，すぐ抽象的に話してなかなか聞きたいことが出てこない．彼女がそう言ったら，他にもインタビューで研究をやっている人が何人かいて，皆「そうだそうだ」と言ったのです．例えば，質問項目の中で，私は精神分裂病の訪問ケアで"熟練看護職が使う技術"というテーマだったので，「その訪問で気をつけたことはありますか」という質問が含まれるのです．そうすると最初は本当にやったことなのか，やるべきだと思っていたことなのかわからないようなことを言うのです．だからそういう質問はしてはいけないんだということがわかりました．看護職の人が一番話すのが，「そのケースのことを好きなだけ話してください」という質問でした．私がインタビュアーとして行ったのは，ケースの記憶を具体的にしていく作業でした．その人は何歳で，何歳の時に発病して，診断名は何で，何型の分裂病で，最初のかかわりは誰からの情報が入って，最初の保健婦さんはいつ頃行って，それからはどういう間隔で行ったか，というぐらいまでを誘導してあげれば，あとはいろいろ苦労が溜まっているので，そこで思い出すのです．思い出してしまったらあとはダーッと話されるのです．その話したいことの中に，気をつけたことがあり，それは気をつけたこととして彼女が意識しているわけではなくて，私はこんなふうにやったんだという話の中にそういうことがあって，むしろそれはこちらが後でピックアップすればいいことなのです．紋切り型に「どういうところに注意しましたか」とか「どういうコツがありましたか」とかいう聞き方をしてしまうと，バーッとシャットアウトされてしまうことがよくわかりました．特に看護職はケースを自由に話してもらう中に"用いた技術"としてのみエキスパート性が語られ，ケアの技術やコツは，体には残っていても意識化した記憶としては残っていない．しかしそれは，1例目，2例目をそれこそテープにとったものを，自分でテープ起こしをしながら初めて気づいたことです．最初の5回のインタビューぐらいまでは自分でテープ起こしをしました．最初のインタビューは下手だし，変なことばかり言っているし，自分の声も聞きたくないのですが，その中でわかるものがあり，インタビューの修正ができます．聞き方をケース主体に聞く，というのは，今でもいろいろな場面で使えることですが，大事なことだと感じました．

山本　テープ起こしを最初は自分でやるというのはポイントかもしれないですね．テープ起こしをしてもらったものを読む時と，自分がもう1回聞いてテープ起こしをする時では得られるものが違うと思うので，私も基本的には時間が許す限りは自分でしようと思います．特に最初の頃は．

萱間　特にまだ聞き方が定まらないうちは自分で聞いて，拙くても細かいところまで自分で起こしたほうがいいですね．

■ ビデオやオーディオテープのリッチな情報

大川　私は脳血管障害の患者さんが対象だったので，表情がつかみにくいことがあるのです．だからインタビューしている間はどういう感情なのかが全然伝わってこない，という経験をしました．すごく平坦なんだなと思うのですが，テープを聞き直すと，声が笑っているのです．しかし，やはり視覚から入ってくる情報がインタビューしている時は強いのか，その時はすごく平坦だという印象しかなくて，テープを聞き直すことで，ここはこういう感情表現をしていたんだというのがすごく伝わってきたりして，改めて考えさせられるようなケースが何件かありました．

山本　テープ起こしをする時は，ただ言葉を入れるだけではなく，声が笑っているとか間が何秒ぐらいあったかとか，そういうこともできるだけ入れるようにしたほうがデータがリッチになって，それがすごく重要な時があると思います．自分で起こす時には，涙ぐんでいたとか微笑んでいたなどという自分の記憶も一緒にそこに盛り込むことができるので，それはメリットですね．

萱間　そうすると，1時間のテープでも情報量はリッチで，すごく時間がかかって終わらないですよね．時間とエネルギーがいりますが，オープンコーディングではそれが必要なのです．あらゆる情報を拾わなくてはいけない時期にはすごく必要だったと思います．もう少し，何となくこのへんを見ればいいのだなということがわかってくると，人にテープを起こしてもらって，どんどんあがってきたほうがありがたいですよね．例えば1週間に1回インタビューを入れていて，その次までに起こそうと思っても，なかなかそれができなくなってきて，しかしそれまでに分析しておかないと次のインタビューの時の質問が考えられないことのほうが苦になって，そのような時には，テープ起こしされたものが欲しい．時期によって違います．

大川　初期はどんな情報でもできるだけ落とさないように拾っておいたほうがいいということですか．

萱間　最初の時期にはそうですね．

太田　本当にそうだと思います．ビデオの場合は情報量がありすぎるほどですね．体の動きや，姿勢の方向や，自分がその時こうだったなと思ったことを追加していこうとすると本当に大変で，とてもじゃないけどこの研究は継続できないんじゃないかと思うぐらいなのですが，やはりそういう苦労をしながらも，視覚的なものも含めたデータのもつ意味というか，そこから得られるものは本当に大きいと思います．しかし現実問題として，それを十分に，すべてのケース，すべての対象の人たちを通してはとてもできませんでした．あまりにも莫大すぎて．結果的には言語的なものを中心にしながら，視覚的な情報を補っていました．

大川　言葉でのやりとりを中心に起こしていって，そこに視覚的なものを取り入れていくという感じですか．

太田　最初は私もできるだけ自分で見て，ビデオ再生を繰り返しながら，言葉だけを拾っていくのではなく両方見ていくのです．瞬間々々を．ただ，それがあまりにも気の遠くなる作業で，とてもできないということで，数例目からはとにかく言語的に拾えるものは拾っていって，「これだけは」というものを補うとか．どうしても自分ではやりきれなくなって，お願いをして起こしてもらったものに自分で後から少し加えたりせざるを得ませんでした．

大川　少なくとも最初の1～3例はかなりていねいに起こされるということですね．ビデオを使っても，そこにある情景はできるだけ紙面に残す必要があるのですね．

(1999年7月26日)

要点：データ収集(2)―初期の留意点―

- 本調査での観察記録は，後から見てもわかるように書き方を工夫すること．また，観察した具体的な内容やインタビュー後の印象などは，遂一書き残しておかないと忘れてしまうので注意する．
- データ収集初期には，インタビューにせよ，機材を使った記録にせよ，研究者自身も不慣れで計画通りに進まないことがある．データ収集を進めていく中で，うまくいかないと思えばよく検討して，状況に合う方法を求めて，柔軟に変えていくと良い．
- 初期の頃は，テープ起こしも自分でやってみたほうが良い．自分のインタビュー方法の欠点，相手の答え方の特徴など，気づくことがたくさんある．また言葉を拾うだけでなく，話の間（ま）・調子や，対象者の表情や様子など，その場面の研究者の記憶も盛り込むと，リッチな(後の分析で役立つ)データを残せる．ビデオテープ起こしからはたくさんの情報が得られて処理に困るほどだが，最初は時間をかけてていねいにあらゆるデータを拾っておくと良い．

データ収集(3)
―中盤から後期の留意点―

萱間真美・山本則子・太田喜久子・大川貴子(司会)

■ データは後から戻って見ることができるように

山本 データ収集は初期になるべくリッチに取る，という必要はあると思いますが，同時にかなり研究が進んでからでも，もう1回テープに戻って，それを実際に聞きながらコーディングの追加をしていったりということもあったと思います．必要に応じてまた戻っていくというところがあると思います．

萱間 その時に振り返れるものが残っているということが必要ですね．自分が見る視点を，「ここも見よう」と決めた時に，その情報が含まれている記録が残っていないとそこは見られない．ビジュアルなものにせよ音声にせよ残っていればこれが可能ですね．しかし，参加観察もある程度それができるぐらいにリッチにデータを取っていないと，後で使えません．例えば，部屋の中の物の配置とか部屋の明るさといったものは最初はあまり必要ないと思っても，見える限りのものを書いておかないと．書く癖をつけることが大切だと思います．最初の頃は何を書くのも大変なんです．エネルギーがいるというか．しかし慣れてしまえば自動的に見られるようになっていくという部分があって，多分開発されるのでしょうね．最初が肝心と思いました．

大川 私も，看護者と医師をはじめとした多職種のインタラクションを参加観察したことがあるのですが，情報量はとにかくたくさんあって，その時に落としたくないことをメモしていると，その間は，そこで起こっていることが見られなくなってしまったりして，葛藤状態がありました．最初の頃は自分がどのポジションにいることがインタラクションを一番うまく拾えるか，時間帯とか，ナースステーションの中にいるのがいいのか，廊下をうろうろしていたほうがそういう場面に出会えるのかとか，病棟の中のどこにいるのがいいのか，そういうことも初期の頃はわからなかったのが，少しずつ「この時間帯だと医師がたくさんいるからインタラクションがたくさん見られるな」とか，そういうことが決まっていったように思います．

■ データ収集は分析が進むにつれて変化する

大川　データ収集をしながら決定あるいは変更していったことは，ほかにありますか．

萱間　私の場合，参加観察で一番大変だったのは，どのくらい自分が参加するかというところだったのです．最初の頃は見たい見たいと思っているので，観察したいというニードが強いのです．だから患者さんから何か働きかけられても無視してしまうし，それは意図的に無視する場合もあるし，無意識に無視している場合もあるのです．しかし，だんだんとそういうことに抵抗がなくなってきて書く技術に長けてくると，自分はケアをしてもその中身も書けるようになってくるので，あまり怖くなくなってくるのです．いろいろ話しかけられたりケアをしてほしいと言われたら，普通にいつものようにできるようになってきて．多分そのあたりから見たいものが決まってきたのだと思います．私の場合は，途中から患者さんの自我機能に焦点が合っていって，自我機能をどのようなかたちで看護ケアが補うのかということになりました．ケアの中でもある特定の機能について，どう語りかけているのかを見ているのだなということがわかってきて，言葉では言えないけれど「何かこういうもの」というのがあって，「こういうもの」は自分がケアをやっても書けると確信をもってからは平気になっていったと思うのです．比較分析は続いているのですが，ただむやみに広がるのではなくて，特定のことについて比較し始めるから楽になるのだと思うのです．最初の頃のようにすべての情報に対して，無差別にピリピリしていなくてもすむようになっていった変化はあったように思います．

大川　だんだん見たい方向が決まっていって，それに関して比較をしていくということですね．ケアの場面で見ていきたい場面がある程度定まっていったり，比較する度にそれと対照的な場面をあえて見ようというかたちで入っていくと理解してよろしいでしょうか．

■ 概念が浮かび上がる時

萱間　例えば，看護婦さんが患者さんに攻撃される場面があって，攻撃されるコミュニケーションというのは何かがあるのだろうなということがわかりますね．攻撃される場面とされない場面があって，では攻撃される場面というのはどういう要因があって，攻撃されない場面というのはどういう要因があるのだろうというのは関心として芽生えてくる．だけど，そんなに都合よく攻撃される場面とされない場面が交互に起こるわけではない．日々の中で，これは攻撃されない場面に属する，これは攻撃された場面，これはどちらでもない場面と…．そうすると看護婦さんというのは決まっているし，患者さんもある程度条件を満たす人は固定化しているから，このパターンの時はどうも攻撃モードに入る

みたいだな，このパターンの時はそうじゃないみたいだなとか，そうするうちに，毎日見ていたものの中に，最初はサラサラした豆乳みたいなものだったのが，固まりがポコンポコンと出てくるイメージで…．

大川　まだかたちはわからないけれど，何となく「こんな感じかな」というのができてくるわけですね．

太田　そういうのはケースで何例目とか，あるいは結果として何人取ったうちの何分のいくつぐらいまで経過したあたりだったろうというのは…．

萱間　半分ぐらいでしたね．その施設に全部で1ヵ月ちょっと行っていたのですが，その施設に行き始めて半月ぐらいした頃に慣れて平気になってきて…．

山本　私の場合は，これかなと思う概念やその枠組みは7-8例目で出てきたのです．しかし，その枠でそれ以降の例を見ていこうとすると，合わないものが出てくる．概念や比較的小さなカテゴリーで，それこそチーズの固まりみたいなものはいくつか残るけれど，じゃあそれで全体の絵を描くとしたらどういうふうになるだろう，という時の試行錯誤が，プロセスの中に恐らく大きいもので3回ぐらいあったと思います．その時にうまく絵になっていかないと，また，一部ですがデータまで戻っていきました．それを繰り返すうち，きちんと説明ができる絵ができてくる，という感じでした．研究の進め方にもいろんなパターンがあるのかもしれませんね．

萱間　何か普遍的な1つのストーリーを見ようと思ったら，そういうプロセスを経なければいけないと思います．私の場合は，あまりにもケアの場面で多様でありすぎるから1つのストーリーで網羅することは無理だと考えていました．いくつかのケアの固まりみたいなものがあればいいというのが私の求めているレベルで，固まりが1個，また全然関係ないところに1個という，関連のあまりないテーマだったと思います．「技術」というものに当てはまれば何でもいいような感じで…．

山本　そうですね．いくつかできた小さな島をどのように結び付けたら一番説明しやすいだろうかと考えているところで私の場合の先ほどの話が起こっていると思うので，チーズの固まり1個1個はそんなに変わらなかったかもしれません．

萱間　最初は何もないのです．取り付く島もないのが，ある日出始めるといくつも煮こごりみたいなものが出てくる．

山本　そういえば，研究プロセスの中で取り付く島がないという，特に初めの段階が一番つらいと思います．ザルのようにすくっても何も出ない感じに悩まされると，ああ，これでは論文が書けない，博士が取れないかもしれない，とか（笑）．先行きが見えないというのは質的な研究のすごくつらいところでしょうね．でも一方，不安のあまり早く分析を収束させてしまうと，良い概念やストーリーができない可能性があるので，そこを耐えるというのが必要かと思います．

大川　早くかたちにしてしまおうと焦るのではなく，固まってくるのを待っているわけですね．

萱間　かたちに「する」のではなくて，「なる」のです．子どものトイレットトレーニングのような，おむつを外そうと思っている間はだめで「もういいや」と思ったら自然に子どもが自立したというようなイメージです．

太田　確かに，自分が変わってくるというか，私も自分が何か1つのとらわれ方があって，その見方でしか見ていない時というのは「これがそうなのか？　あれがそうなのか？」と自分のとらわれに当てはめようという時ってありますよね．しかし，本当に私が見たいもの，あるいはここで見えているものとは一体何なのか，その問いかけを何段階か繰り返していったという感じですね．

萱間　その段階でサポートが一番必要なのではないかと思うのです．私も，あんまり焦ってかたちにしようとしたら，指導教官や先輩に「焦るんじゃなくて，リッチなデータなんだから，ここでもう少し頑張って見えてくるのを待てば絶対に出てくるから」とか言ってもらって，あの方たちが言っているんだからそうかもしれないと思って待つというか…．

山本　自分の中で準備ができるから見えるようになるのか，本当にデータがたくさん集まってきて，それがまとまるのか…．どちらかというと自分のほうの準備，レディネスのほうが大きいのかもしれないという印象が私にはあるのですが．見えるようになるからというのは，つまりデータが集まったから見えるのではなくて，いかに自分がデータの中に入り込んできたかというところで出てくるのかなという気がするのです．

太田　自分の枠をいかに取り外すかということなのかなと…．

萱間　自分の枠って，自分がデータに直面すると通用しないと思いませんか．私は思い込みが強い人間ですが，自分の枠では絶対に説明できないことがデータから出てきてしまって…．

太田　最初は自分の枠の中に当てはめようとか，どこか既存の言葉を頼りにしてしまうというのはあったと思います．しかし，それでは行き詰まってしまって，やはりそれは取り払わなければいけないんだと自分もどこかで思うし，そういう適切な時期のアドバイスがあって，ガラッと変わっていくのを実感しましたね．結局そこで，このデータが語っているのは一体何なのだろうかということに戻らなければいけない．

山本　研究者にもいろいろな傾向やスタイルがあるので，「見えてくるから」という時にもきっといろいろな出方があると思うのですが，道筋は違っても結局のところ出ることには変わりがない．

萱間　見え方のイメージも人によって違うみたいですよ．物語のようなかたちで見えてくる人もいれば，単語のようなかたちで見えてくる人もいれば，私などは色が見えたのです（笑）．ともあれ，浮かび上がってくるものを待って，そこで我慢できるかどうかですね．もし指導教官や先輩に役割があるとすれば，そこをこらえるように，最初の時期の自分が見たいフィルターで見ようとする，そのフィルターの強さをデータのリッチさが追い越すまでを，「まだまだ」と抑

えるのが一番の役割なのではないかと思います．見え始めたら，あとは本人が自分で走りますから．

■ 理論的サンプリング

太田　意図的にサンプリングをする時に，こういう対象を選ぼうという考え方と絡んできたりしましたか．少しずつ見えてきて，どうなるかなという時に．

山本　私は初めは特に意図的なサンプリングはしませんでした．しばらく分析が進むと，「こうかな」という仮説の卵みたいなものができますよね．例えば，仕事が介護経験に影響を与えているかもしれない，と感じると，仕事をしている人を対象に話をしてみたいとか，子育てで忙しい人ではどうか，というかたちでサンプリングが進むべきなのですが，実際はそこまではなかなかできませんでした．特養や介護支援センターの，紹介してくださる方に「仕事している人を探してほしい」と頼んでも見つかるとは限らないのです．そのあたりは難しいところでした．

萱間　私は状況に依存するタイプだから，なすがままになっていて，取れるがままに取っていて，そうすると自分が選んだ方向性とはまた違う方向性みたいなものがいろいろ見えるというのはありますね．だから，思うように取れれば理論的サンプリングとしては効率がいいだろうし，すっきりと一直線でいくのだろうけど，一直線でいかないほうがいい場合もあるというか，多面的に，思いもよらない比較が起こったりするのも…．

山本　結局私もなすがままで…．そのうちにだんだん仕事をしている人も出てきますし，その時に，やりたかった比較をここでやってみようかということもありました．

萱間　どのくらいそれが許容できるかというのは，時間枠にもよるし，予算などにもよると思うのです．例えば，ある保健婦さんにインタビューしていたら，その保健婦さんが「次はこの人がいいわよ」と言って，電話をかけてアポイントを取ってくれたりする．それが困る時もあるわけですね．だけど，それでも行ってみる．せっかくやってもらったのだから．そうすると，自分の思っていた比較の軸ではない全然違うものが現れたりということはよくありました．だけど，それをあまりにもやり過ぎてしまうと，今度は自分が何を見たいのかがわからなくなってしまう．

太田　性別とか，介護者が妻や嫁や夫や娘というように多様になるよう計画したり，外来の主治医に，「今度はできればもう少し痴呆の重度な人を紹介してください」と頼んだりしていましたが，現実にはそういう人は現れなかったりということはありますね．比較対照として前もって考えていたものを意識しては取るけれど，本質的な比較すべきものというのはそこにはないということもあると思います．

萱間　比較対照すべきものは途中で決まったり変わったりしますね．指導教官にある日，「あなた，今度はこういう病院に行ったらいいわよ」と言われて，「そうなのか」と思って行ったりしていました．例えば，私が行っていたところは，最初の頃は新設で若い看護婦さんの多い，比較的，先進的なポリシーの病院でした．そこでいろいろなケアを見たから，今度はそれと全部対照的に施設側の条件を変えて，古くからある，平均年齢が高い，大規模な病院と比較をしなさいという方向性を出されたわけです．

山本　比較の軸というのは結局分析の軸になると思うのですが，比較のためのアイディア源がいろいろなところにあるということですね．指導教官だったり探してくれる保健婦さんだったりするわけですね．そういうアイディア源も適宜利用しながら進めていくということですね．

■ データ収集の収束段階に向かって

山本　私の場合は，17例，18例ぐらいの時から新しいことが出なくなってきたので，あとはいわゆるネガティブ・データ，今まで自分がやってきたことに反するようなものはないかというところを見るために，結果的に使うようになっていったので，それがネガティブ・データの探索ということになっているのかもしれません．

萱間　ネガティブ・データはわざわざ新しく収集しなくても，それまでに集めていたデータの中にありますよね．だから，自分の分析の方向性が決まって，ある程度の中心になる概念が決まったら，前のものを振り返ってみることによってネガティブ・データを導き出すというやり方もあります．もしも，今まで集めたものの中にそういう方向性があまりない場合は，本当に新たに，先ほど言ったように突然条件をまっさかさまにしたようなところで探してみるというようなやり方もあります．

山本　自分の出した結果の妥当化につながっていくと思うのですが，データ収集の最後の頃は，自分の見たものが，自分の見たい範囲で一般化可能かどうかを知ることが必要になってくる．そのためにはそういったデータ収集になってくるのではと思います．

萱間　だから，わざと全然違う条件のところにもっていってみて，今まで得たものでやっていけるかどうか，まかなえるかどうかをやってみたほうが，自分の中では分析しやすいですね．その作業によって自分の見たいものが浮き彫りになっていくので．

太田　それはかなり時間的な余裕とエネルギーがある場合ですね．

山本　そうですね．セッティングを変えてやっていくわけですから，すごく新しい比較の軸になってしまって，そこからまた新たに膨大にストーリーが展開してしまう可能性もあります．

萱間　そのへんはもう切るんですね（笑）．時間が限られているから，もしも新しい結果が出たとしても，今回は触らないと決めて．

山本　そういった自分の研究者としての決定になると思います．自分がどこまで一般化させたいかによって．

萱間　このことに限って，この範囲で見る，と決めていかないと，またそこからオープンになってしまうと視点がずれてしまいますね．

大川　連載3回にわたって，データ収集の流れを追ってみました．かなり初期の頃，まだ何が生まれるかわからないというところでいろいろな情報を集めてくる頃から始まって，そこから何となくまとまりが見えてきて，それで少し意識的に質問してみたり，対象を探してみたり，それが全部全部うまくいくということではなくて，逆に自分がここを見たいと思ってもそうではないデータを取ることで新たな発見があったりするということもあったようですが，そういう段階も経て，後半には特にネガティブ・データがあるかどうかを見る場面もあるということがお聞きしていてわかりました．データ収集の最終段階には妥当性の問題なども出てくるかと思いますが，これは改めて「妥当性の確保」というところで話し合いたいと思います．

　今回もチラチラとコーディングの話が出てきたかと思いますが，次回からは情報収集と並行して行われるコーディングのほうに主眼を置いて話し合っていきたいと思います．

（1999年7月26日）

要点：データ収集(3)―中盤から後期の留意点―

- データ収集の内容や方向性は，分析が進むにつれて変化する．研究者の分析の軸もそれによって移動する可能性があり，そのような場合，以前分析したデータを新しい視点でもう一度分析し直すことがある．その際，新しい関心の対象となった部分もデータが十分使えるようにしておく必要がある．そのためには，最初の分析で関心をもった部分以外も，できるだけリッチな記録をとっておくことが必要である．

- 概念は，「浮かび上がってくる」．概念構築にあせりは禁物である．あまり早く分析を収束させると，多様な状況に当てはまる概念や理論に発展していかない．また，浮かび上がってきた概念も，その後のデータを照らし合わせてじっくり検討し，合わないとわかったらいさぎよく捨てる覚悟もいる．そのように試行錯誤を経る中で，自分の枠が取り払われていく．

- 理論的サンプリングは，現実的には必ずしも希望どおりにいくとは限らない．けれども，比較対照の方向性は多くあり，思わぬところで意味のある比較ができることもある．どこまでサンプルを広げていくか，あるいは制限し，研究を収束させるかは，研究者の判断である．

8 コーディング(1)
―オープンコーディング―

山本則子・萱間真美・太田喜久子・大川貴子(司会)

■ コーディングのとりかかり

大川　これまでに，どういう形でデータを収集するか，データにもインタビューデータや参加観察によるデータなどいろいろな種類があるということを話してきたと思いますが，ここでは実際にそれをどのようにコーディング(コード化)していくかという，具体的なコーディングの仕方を話し合っていきたいと思います．皆さんが実際にコーディングした時の資料を見ながら，まず最初のオープンコーディングはどのようにされたのか教えてください．

太田　私の場合は，痴呆の高齢者と家族との会話の様子を見ていくということで，いろいろ試行錯誤しながらやっていったのですが，私が使ったフォーマットとしては，実際の会話の記録を一番左枠にとり，話されている内容に対して概念的なラベルを付けるというやり方で進めました(コードノート)．例えばこれ(図8-1)は，介護者である娘さんとご本人がやりとりしている場面です．実際のデータはもっと1人の人の場面が何十ページにもなるのですが，これは1場面をピックアップしているものです．このようにやりとりが進んでいって，例えば「話を遮るように『明日木曜日だから迎えに来てくれるの』と娘さんが言って，それに対して本人が娘さんのほうに身を傾けて『誰が？』というように言葉を聞き取ろうとする」というようなやりとりがあります．それに対してここで話されていることはどういうことなのかという，自分が注目するところを，介護者側と本人側の別がわかるようにマーカーで色分けをします．そして最初の概念的なラベルとしては「娘が本人に構わず話を進める．本人は迎えに来るということに対して反応をして聞き返す」というふうに，この段階ではできるだけ自分の解釈を含めないで，ここで表現されていることをラベル付けして，右の概念コードの欄に書いていきました．

大川　ご本人と介護者の方が言っていたそれぞれに関して，そこではどういう意味なのかということを…．

太田　表現されていることは何なのか，自分ができるだけ忠実にとらえたこと，それを自分なりにまとめると，こういうことではないかということです．さらに理論ノートとして書いているのは，このやりとりは一体どういうことをしてい

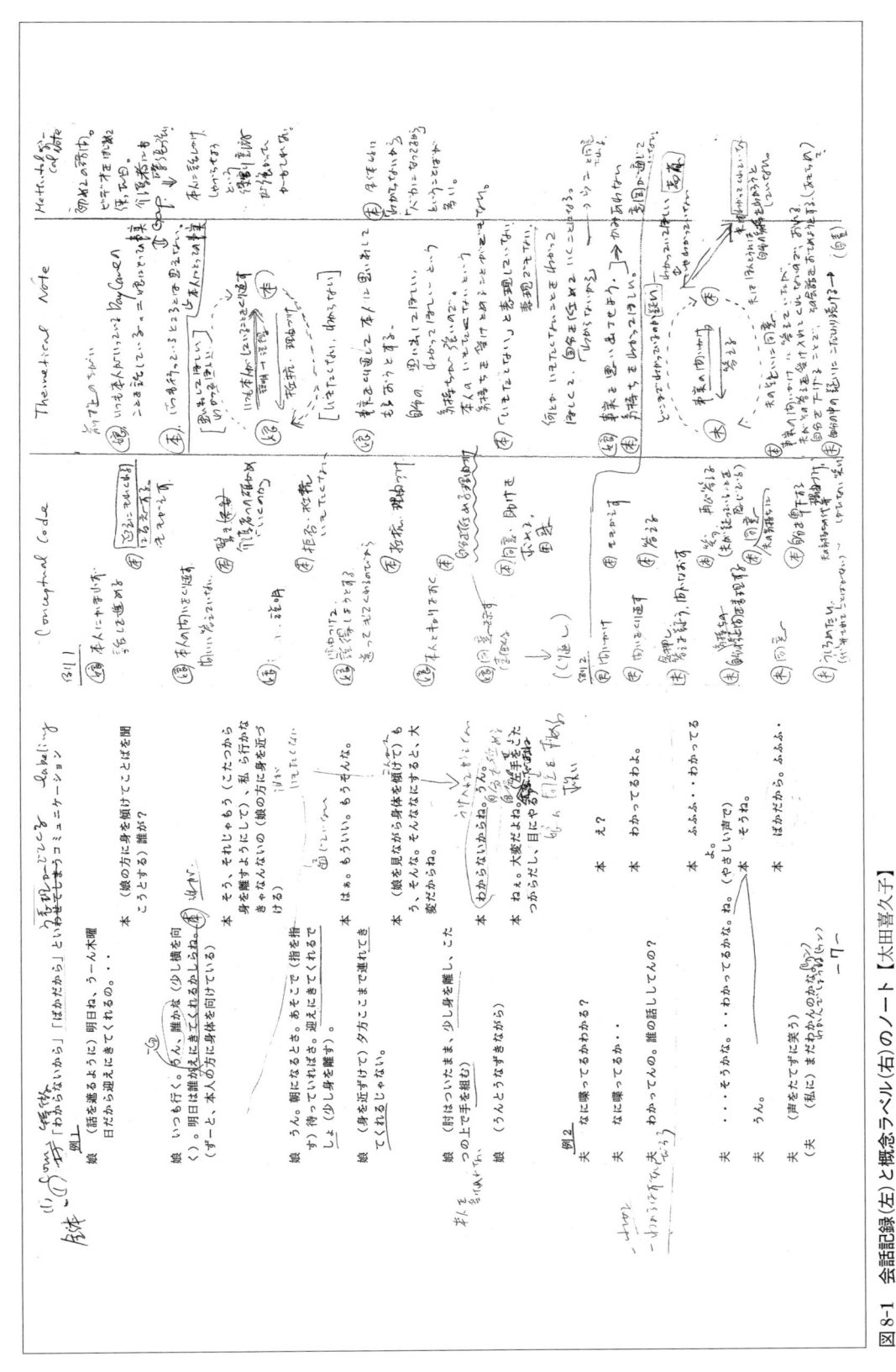

図 8-1 会話記録(左)と概念ラベル(右)のノート [太田喜久子]
左側 "会話記録" の欄では、介護者の言葉で注目するところはブルーのマーカー、老人本人の言葉で注目するところはピンクのマーカーで色分けし、ラベル付けしている。

大川　他の方も，同じようなかたちで最初のコーディングは進めていかれたのでしょうか．

山本　2者間の会話と個人の語りという素材の違いはありますが，具体的な最初のコーディング方法は似ていると思います．私の場合，最初は介護者の語りの一言ずつに対して，「ここは何を言っているのか」「これは何か」（継続的な問い）という問いかけをして，それに対する答えとして浮かんだ概念をコードとして書き込んでいきました．Ａ４の紙の右半分にインタビューデータが書いてあり（図8-2），下にページが付いています．初めはその左側にどんどんコードを書き入れていきました．これは質的研究の分析セッションで，私のいたグループの担当の先生がやってみせた方法をそのまま踏襲しています．ワープロ打ち，あるいは手書きでテープ起こしをしてもらったものの一言一言に，下線を引いてデータを区切り，そこに矢印と番号を入れてコードを付けています．思い付くまま特性として考えられるものをコードの下に書き入れた部分もあります．そういうかたちで最初にコーディングをしました．それと並行して，分析の中でその時に自分がどのように考えるかということも，メモとして別の紙に書いていきました（理論的ノート）．それも最初は手書き（図8-3）だったのですが，コードごとに書いています．それは長い場合もあれば短い場合もあって，その中に例えばあるコードの特性にはどんなものがあるかとか，その中でどういう次元が組み合わさるとどういうパターンになるとか，そのパターンにはこんな名前が付けられるのではないかとかいうことなどを考えて書いています．それとはまた別に，研究方法・進め方についてのメモとして，この質問では活気のある語りが得られなかったとか，この場の設定は良かった・悪かったとか，こういったことがインタビューを円滑に進めるうえで良い影響を与えていそうだとか，私に対してすごくオープンではなかったように感じられるとか，そんな調査の進め方についての考察を書いたメモ（操作的ノート）があります（図8-4）．

大川　今見せていただいている山本さんのこのノート（図8-3）と，太田さんの理論的ノート（図8-1の右から2つめの欄）と書いてあるものは同じものと考えてよろしいでしょうか．

太田・山本　そうだと思います．

大川　萱間さんはいかがですか．

萱間　私はちょっと違うのです．私は最初から意味をとっていくと，何となく収拾がつかなくなりそうな気がしていて，最初はとにかく1行ずつ，その行の中にある言葉を抜き出すだけと決めました．データをワープロでベタ打ちして，それを単純作業で，空の行を1行ずつ挿入して，すべてダブルスペースにするわけです．私は博士論文はすべてワープロソフトで作成したので，最初のコードは新たな言葉は加えず，文中の言葉をコピーするのみ，と決めていたのです．

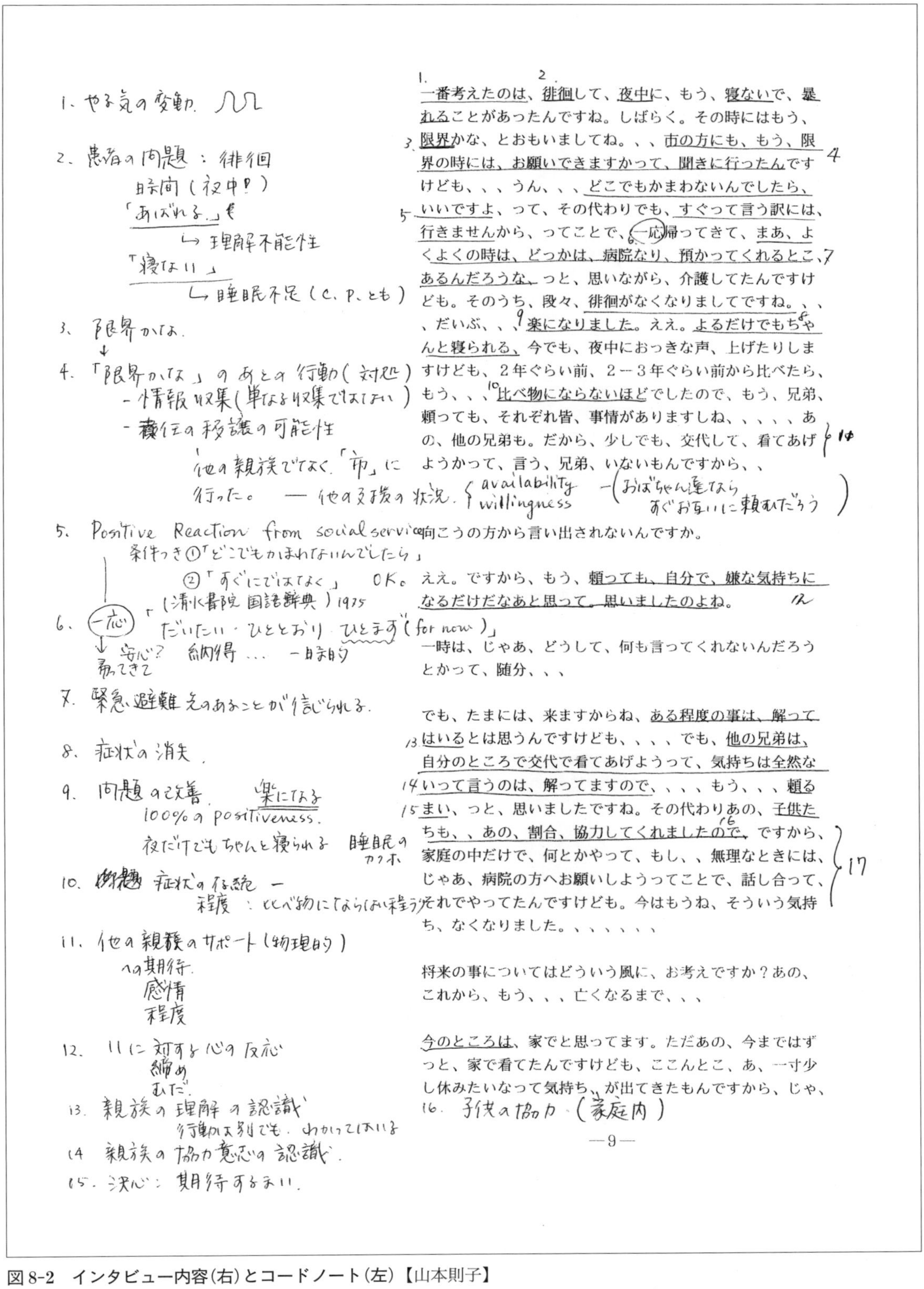

1. やる気の変動
2. 患者の問題：徘徊
時間（夜中！）
「あばれる」も
→理解不能性
「寝ない」
→睡眠不足（C，P，とも）
3. 限界かなぁ
4. 「限界かなぁ」のあとの行動（対処）
－情報収集（単なる収集ではない）
－責任の移譲の可能性
他の親族でなく「市」に行った。──他の支援の状況 { availability willingness ─（おばちゃん達なら すぐお互いに頼むだろう）
5. Positive Reaction from social service
条件つき ①「どこでもかまわないんでしたら」
②「すぐにではなく」 OK。
6. 一応 ↓ 帰ってきて 「（清水書院 国語辞典）1975 だいたい・ひととおり ひとまず（for now）」 安心？ 納得… 一時的
7. 緊急避難先のあることが信じられる。
8. 症状の消失
9. 問題の改善 楽になる 100％の positiveness. 夜だけでもちゃんと寝られる 睡眠のカクホ
10. 症状の継続─ 程度：比べ物にならない程う
11. 他の親族のサポート（物理的）への期待 感情 程度
12. 11に対する心の反応 諦め むだ
13. 親族の理解の認識 行動は別でも，わかってはいる
14 親族の協力意志の認識
15. 決心：期待するまい

一番考えたのは、徘徊して、夜中に、もう、寝ないで、暴れることがあったんですね。しばらく。その時にはもう、限界かな、とおもいましてね。、、市の方にも、もう、限界の時には、お願いできますかって、聞きに行ったんですけども、、、うん、、、どこでもかまわないんでしたら、いいですよ、って、その代わりでも、すぐって言う訳には、行きませんから、ってことで、一応帰ってきて、まあ、よくよくの時は、どっかは、病院なり、預かってくれるとこ、あるんだろうな、っと、思いながら、介護してたんですけども。そのうち、段々、徘徊がなくなりましてですね。、、、だいぶ、、、楽になりました。ええ。よるだけでもちゃんと寝られる、今でも、夜中におっきな声、上げたりしますけども、2年ぐらい前、2－3年ぐらい前から比べたら、もう、、、比べ物にならないほどでしたので、もう、兄弟、頼っても、それぞれ皆、事情がありますしね、、、、、あの、他の兄弟も。だから、少しでも、交代して、看てあげようかって、言う、兄弟、いないもんですから、、

向こうの方から言い出されないんですか。

ええ。ですから、もう、頼っても、自分で、嫌な気持ちになるだけだなあと思って。思いましたのよね。

一時は、じゃあ、どうして、何も言ってくれないんだろうとかって、随分、、、

でも、たまには、来ますからね、ある程度の事は、解ってはいるとは思うんですけども、、、、でも、他の兄弟は、自分のところで交代で看てあげようって、気持ちは全然ないって言うのは、解ってますので、、、、もう、、、頼るまい、っと、思いましたですね。その代わりあの、子供たちも、、あの、割合、協力してくれましたので、ですから、家庭の中だけで、何とかやって、もし、、無理なときには、じゃあ、病院の方へお願いしようってことで、話し合って、それでやってたんですけども。今はもうね、そういう気持ち、なくなりました。、、、、、、

将来の事についてはどういう風に、お考えですか？あの、これから、もう、、、亡くなるまで、、、

今のところは、家でと思ってます。ただあの、今まではずっと、家で看てたんですけども、ここんとこ、あ、一寸少し休みたいなって気持ち、が出てきたもんですから、じゃ、
16. 子供の協力（家庭内）
―9―

図 8-2　インタビュー内容(右)とコードノート(左)【山本則子】
手書きの部分は赤ペン．インタビュー内容に下線を引き，番号をふってコーディングをしている．

－症状の急変　6/30/03

IWAの骨折，TATの突然の歩行不能，HAGの「わからなくなった」等はクライシス状態をひきおこすひきがねとして概念化する必要がある。上三件の共通事項はADLの突然の低下であろう。これが，その他のことがら，問題行動である場合もあろう。原因不明のこと vs. あきらかなこと，治療可能なもの医療機関への連絡を要するもの，回復に時間を要するもの，等のvariationが考えられる。ADLが低下するもの，逆に動きすぎて困るもの，対処方法の明らかなもの，あら，いろいろ考えられる。あっ，急変の責任（IWA）

これらがどう効いてくるか，が問題。HAGは警外へ走り，TARは入院を考え，IWAは（どうだったかな → IWAの分析でcheck）。とにかく，何らかの行動をおこすが，その結末は。IWAのように，その后のservice利用に関る場合もあろう。

図 8-3　コードに関するメモ(理論的ノート)【山本則子】
アンダーラインは色鉛筆で色分けされている．

じゃあやれるんならいいんだけどって、そういうときは深入りしないんです。あ
2そういうときは深入りしないんです
る一定の話ができたら、もう帰っちゃうんですじゃあまた来るねって、こんでも
2一定の話ができたら、もう帰っちゃうんですじゃあまた来るねっ
ええって、てでも顔見に来るからっ、そしたらうんって言う返事が返って来るん
2でも顔見に来るからって、2そしたらうんって言う返事が返って来る
ですね、うんってことは受け入れしてくれるから、じゃ行こうと思ってまた行く
2うんってことは受け入れしてくれるから、2じゃ行こうと思ってまた行く
んですけどね。そうしながらやるけど、やっぱり家庭の中で服薬管理が、奥さん
2そうしながらやるけど、2やっぱり家庭の中で服薬管理が
も少しうつ的なところがあってね。できないんですよ本人が飲まないんです。少
2奥さんも鬱的なところがあって本人が飲まない
し良くなればそれに流されて、非常に悪い状態で。その時は病院と連絡を取って
2少しよくなればそれに流されて、2非常に悪いときは病院と連絡を取って
て入院させて下さいって言うことにして、非常に悪い状態で、刃物を持ってるっ
2入院させて下さいって言うことにして、2非常に悪い状態で、刃物を持って
て言うことで、お巡りさんにも頼んで、一緒に行って、私は声掛けだけにして、
2お巡りさんにも頼んで、一緒に行って、2私は声掛けだけにして

図 8-5　最初のコードノート【萱間真美】
データ内の言葉を下にコピーしたもの．左端の数字はID番号．

6月11日
Kさんへのインタビューを行った。気になっているのは、二人とも、私の質問に、うんーーと沈黙してしまうこと。これは、あまり関係のないことを質問していると言うことだろうか。今の私の印象は、そもそもこれはあまり饒舌に語れるような内容のものではないと言うこと。考えていただいて、その中でちょっとずつ言葉が出てくれればいいかな。それとも、私は間違った質問をしているのだろうか。解らない。

（電車の中でテープを聞きながら）
この二人はどちらも高卒で、家庭の主婦を抵抗なく受け入れている。大卒、専門職の人は？次のインタビューは、大卒・専門職を探したい。学歴は判らなくても、仕事をしてきている人。

6月14日（月）
（2件目を書き起こしながら）
このようなインタビューを行う上で、彼らに、思っていることを話して頂くためには、pretenceは出来ないと思う。私を調査員らしく見せるためのポーズなど捨てて、私の経験や、思っていることを、自分を開いて見せないと、調査にならない。2件目の例で言えば、私が病院で働いていたときに感じていたやり切れなさを語った途端に、相手も、（それまで一度もなかった）ラインバッファがいっぱいになるほどのことを一度に話してくれた。始めは、親の痴呆すら見せないような、固い態度だったのに。

図 8-4　調査の進め方についてのメモ(操作的ノート)【山本則子】

最初のコーディングはコピー機能だけを使って，その1行の中に存在する言葉を下の空いている行にコピーして置くだけ，としました(**図 8-5**)．それは力仕事というか，ものを考えるというよりはとにかく最後までいくのが目標のような感じで，自動的にずっとやっていました．とにかくその行の中に含まれている要素として，自分が後で分析するのに使える言葉を，「てにをは」以外全部とか，何個も要素がある場合は要素ごとに改行をたくさんして，その行頭にすべてIDが入るようにしました．それが2例か3例たまると，この理論的ノート(**図 8-6**)を書くという感じでした．1行ずつ特性を考えながらやっていくという感じではなくて，固まりになるまで待って，それが少し出たら，そのコードの固まりの特性をコード一覧のほうに書くという感じでした(**図 8-7**)．この

> 7/28　●●さんのインタビューを終えて
> 　　　　私の訪問看護の質問はpersonal careに関するものである
>
> 　　　　地域で働いている人は、必ずその場に居合わせた今後関係しそうな人に紹介してくれる
>
> 　　　　　保健婦は、本人を介さなくても家族そのものが地区担当者の対象である。家族の健康問題に関わるのが当然である。看護婦は、本人を窓口にして、本人を基盤として関わるので、本人の立場に立ちやすいのではないだろうか。でも、あんまり比較をしすぎると鳥瞰、最大公約数が見えなくなるであろう。
>
> --
>
> 8/16　●●の訪問看護室
> 　　　　地域に渡せない患者とはどういう患者か
> 　　　　地域の人は事が起こってからしか反応してくれない
> 　　　　人間関係で不安定になりそうな事例
> 　　　　　　予防的な関わり
>
> 　　　地域の保健婦は事が起こってからそのことに対処することで患者との関係を作っているとすれば、それまで待っていては病状がひどくなり、すぐに入院のレベルに達しそうな人の予防的介入を看護婦が志向していると言えるだろう。そうすると看護婦は予防的な介入を担っていないのではなくて、1次予防と2、3次予防の違いがあるのではないか。

図8-6　理論的ノート【萱間真美】

　理論的ノート(図8-6)を書く時には2名分テープ起こしをしてどうだったかとか、1行ずつ書いていった時に大体こういう感触の言葉がたくさん出てくるようだとか…．ただ、思考の内容はお2人がやっていらっしゃることと似ていて、例えば言葉のうえで抜き取ったものを似ている表現だからというだけで分類するのではなくて、その言葉を発した人が、この人は保健婦さんで経験が長かったからこういうことを言っているのだろうとか、パソコンの操作のうえでは言葉に切ってやっているのですが、その背景には、対象者の属性や特性、かかわっていたケースの属性や特性、そして場の文脈がくっついているわけです．それを私の場合は一次コーディングの時には何も書かないでおいて、コードがある程度の数がまとまって、視覚的にも何らかの特性を示すようになったら、こんなもの(図8-8)を書いて、その意味するものに名前を付けるという作業を進めていたような気がします．その段階ではめちゃくちゃで、いろんな要素が混在しています．最終的にはそれぞれのウィンドウをたくさん開いて、「これはここ、これはここ…」というように移動していく作業をしていました．だからウィンドウが9個ぐらいいっぺんに開いて、表示の倍率をすごく小さくして、目が悪くなるような感じ(笑)．ただ、お2人のノートを見ていると、いろいろ思いついたことをラインごとに書いていくというのは大変ではないかなと思います．

■ 最初は記録のすべてに忠実に

太田　大変ですね．しかも自分がとった，再現された記録のどこを読むか，最初の頃はどこが大切なのかわからないので，できるだけ忠実にやっていたのです

何を援助しているか
（保健婦編）

1 小柄な腰の曲がったお母さん
1 悪化するとおろおろする、公衆電話からの電話連絡
1 またおかしいんです
1 病院は今は開業してる先生
1 国立の大きな病院に通ってまして、そこの先生が開業して
1 個人の医院に通院
1 一貫して訪問、訪問は続けてました
1 悪くなると閉じこもる、私も入れない、帰って
1 何しに来たの、いらないわよ、怒鳴られる、お母さんにも怒鳴る
1 あまり食事もしなくなる
1 どうしようもなくなると福祉事務所のワーカーさんを頼む
1 多少押さえつけてくるまで病院に連れていくことが3〜4回
1 入院の時はワーカーさんに頼む
1 お母さんがタクシーで連れていく
1 具合が悪くなると依頼が来る
1 具合がいいと連絡来ません
1 訪問は一貫して一ヶ月に1回
1 入院しても入院中に面会に行く
1 開放病棟からお茶のみに行く
1 開放病棟からその辺散歩する
1 保健婦の訪問は日常生活上の困っていることがあるかないか
1 お母さんの困りごと
1 お母さんの整形の相談に乗る
1 本人は困ってることを言わない、1 病識がない
1 本人はひっそりと家で暮らせたらいい
1 編み物をほめる
1 お母さんきついから買い物には替わって行きなさいという
1 生活のどう暮らしているかあたりを見ながら

*入院をくりかえしていまっても いちおう Hly Support みり、この人と交われば 何とかくらしていっているので 生活能力の低下が まだ少くてすんでいる。

悪化すると電話連絡
具合がわるいと訪ねる

本人がいいなら言わない
相談してきた人と助ける
ファーストクライエント

何を援助しているか
（保健婦編）

保健婦の援助の特徴
　　ゆるい Follow

受けて動く。
具合が悪いとき助ける
1 具合が悪くなると依頼が来る
1 具合がいいと連絡来ません

本人が言わないなら言わない。
1 しつこく作業所に誘ったことあった
1 この人なりに家庭での生活でいいんじゃないか
1 あんまり言わないでその人の好きなことを尊重する
2 できるから来ないでくれって言われるんです
2 でも約束よもし調子悪かったらね。約束ね
2 本人の言い分聞いて、見てみない振りで情報は母親から得る形を取って
2 問題なければそのままで見ていようかなって言う感じですね

深入りしない。

さっさと引き上げる。
1 単刀直入に入る方
1 本人が出てきて「体の調子悪いとこありません」
1 笑顔で「何ともないです。僕元気ですお帰り下さい」
1 すごすごと帰って来ちゃう
1 保健所から来たことは隠さない
1 下手の嘘はばれる、1 追い返されても結果的にはうまく行く
1 追い返されることもある
1 部屋に入って、ぴしゃっとして
1 怒鳴られたり、起こられたりしたらそこでは粘らないで
1 すぐ退散します
1 1 2回目でうちの中入れてもらったりはしたんですけども、「帰って下さい
1 1 すごい攻撃的でしたね。最初はね

図8-7（上），図8-8（下）　コードと特性の整理【いずれも萱間真美】

が，それを全部はとてもできません．私の場合，家族と私との話し合いで完結しているような場面よりも，痴呆の高齢者と家族との相互作用が起こっている場面，または両者の相互作用にかかわるような言動はすべてピックアップして特にそこはちゃんと見るようにしていきました．訪問中のやりとりすべてを同じような重みではとてもできませんし，見たいことの焦点がはっきりしてきて，だんだんすべてをやる必要もなくなってくるのです．

山本　私も最初の3例ぐらいは何が重要かもあまりまだわからないので，取捨選択はほとんどできませんでした．Straussのセッションに出ている時に，1つの言葉について1時間，2時間討議する様子を目の当たりにしていたので，最初の頃は1人分のデータを分析するのに覚えていないぐらい長い時間をかけました．

■最初の段階でどこまで抽象化するか

大川　今伺っていると，太田さんと山本さんは生データの中のある言葉なり観察されたデータから，それが何を表現しているのか，何を言っているのか，どういう意味なのかというところをオープンコーディングとして書き取っていくという作業をされたと思います．萱間さんはまず生データのところをほとんど落とさずに，そのまま並行して書き取っていくというか抜き出していく作業をされていたと思いますが，太田さんと山本さんがされていたような，どういう意味があるのかというところは，その次のステップというかたちになるのでしょうか．

萱間　私の場合知りたかったテーマというのが，コミュニケーションの意味や介護の体験の意味など，そういう意味というよりも，むしろその手前にどういうことをしているかという機能を，看護婦や保健婦が何をしているかという内容のようなものを，まず出したい，書きたいというのが第1目標だったのです．だから，そこで違いがあるのだと思います．意味を最初から知るよりも，表層的な行動レベルのところを，行動の構成要素みたいなものを書きたかった．意味を付けるのはその機能がいくつか出てきて，それを全体としてとらえてどうだったかというだけで，1つで訪問看護に携わる熟練看護職の技術すべてを網羅できるストーリーを作ることは目指していなかったと思います．むしろ，看護技術の展開されている場をかたち作る要因を，背景にあるものとその結果として現れた行動について，その構成要素を明らかにするためにこの方法を用いていたと言ってよいと思います．

山本　目的が違ったことがやり方の違いに出ているのというよりも，どちらかというと私は思考のスタイルの違いかなと私は感じるのですが．萱間さんがなさったことも最終的には，その1つひとつの行動にどういう名前（概念）が付けられるかということを思考しているわけですね．オープンコーディングのこの段階

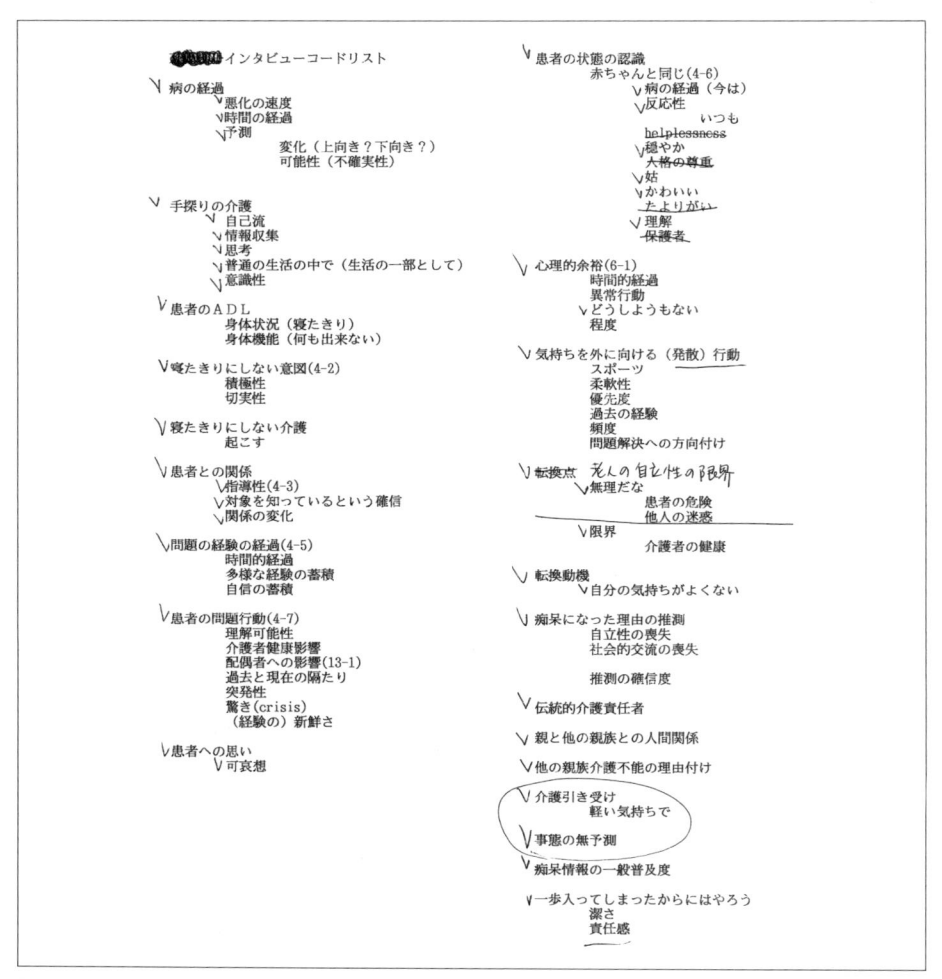

```
┌─────────────────────────────────────────────────────────────┐
│  看護研究 インタビューコードリスト      ∨患者の状態の認識      │
│    ∨病の経過                              赤ちゃんと同じ(4-6)  │
│       悪化の速度                         ∨病の経過（今は）     │
│       時間の経過                         ∨反応性              │
│      ∨予測                                   いつも           │
│         変化（上向き？下向き？）            helplessness      │
│         可能性（不確実性）                   穏やか           │
│                                              人格の尊重       │
│    ∨手探りの介護                             姑               │
│       ∨自己流                                かわいい         │
│         情報収集                             たよりがい       │
│        ∨思考                              ∨理解             │
│         普通の生活の中で（生活の一部として）  保護者         │
│        ∨意識性                                                │
│                                         ∨心理的余裕(6-1)      │
│    ∨患者のADL                              時間の経過        │
│        身体状況（寝たきり）                 異常行動          │
│        身体機能（何も出来ない）            ∨どうしようもない  │
│                                              程度             │
│    ∨寝たきりにしない意図(4-2)                                 │
│        積極性                           ∨気持ちを外に向ける（発散）行動│
│        切実性                               スポーツ          │
│                                              柔軟性           │
│    ∨寝たきりにしない介護                    優先度            │
│        起こす                                過去の経験       │
│                                              頻度             │
│    ∨患者との関係                             問題解決への方向付け│
│       ∨指導性(4-3)                                            │
│         対象を知っているという確信      ∨転換点 老人の自立性の限界│
│        ∨関係の変化                         ∨無理だな         │
│                                                患者の危険     │
│    ∨問題の経験の経過(4-5)                    他人の迷惑       │
│        時間的経過                          ∨限界             │
│        多様な経験の蓄積                       介護者の健康    │
│        自信の蓄積                                             │
│                                          ∨転換動機           │
│    ∨患者の問題行動(4-7)                    ∨自分の気持ちがよくない│
│        理解可能性                                             │
│        介護者健康影響                    ∨痴呆になった理由の推測│
│        配偶者への影響(13-1)                 自立性の喪失     │
│        過去と現在の隔たり                    社会的交流の喪失 │
│        突発性                                 推測の確信度    │
│        驚き(crisis)                                           │
│        （経験の）新鮮さ                  ∨伝統的介護責任者   │
│                                                               │
│    ∨患者への思い                         ∨親と他の親族との人間関係│
│       ∨可哀想                                                 │
│                                          ∨他の親族介護不能の理由付け│
│                                         ⌒∨介護引き受け ⌒    │
│                                         (    軽い気持ちで   ) │
│                                         ⌒∨事態の無予測  ⌒   │
│                                                               │
│                                          ∨痴呆情報の一般普及度│
│                                                               │
│                                          ∨一歩入ってしまったからにはやろう│
│                                              潔さ             │
│                                              責任感           │
└─────────────────────────────────────────────────────────────┘
```

図8-9　コードリスト【山本則子】

　　　では，「名前を付ける」という意味では，萱間さんのやり方も，太田さんや私のやり方も，あまり違わないように思います．ただ，1つひとつのデータから抽象化を始めるプロセスが私と太田さんの場合にはあったのですが，萱間さんの場合には，いくつかためて，これは全部で何になるかというように…．恐らく太田さんと私がやっているのは，その1つひとつに名前を付けて，その名前の段階で集めてみて何なのかというようになっているだけの違いかなという気がします．考え方のスタイルにもいろいろあるので，こんなふうな違いがあるのかなと思います．

萱間　例えば，最初の段階から理論的ノートで，コーディングする時にある程度自分で名付けて，その間の関係や意味を考えていくとしますね．そうすると，その流れが次のデータを分析する時にそのまま流れ込んでいくわけですか．

山本　無意識的にはそうでしょうね．ある一定部分をコーディングしてしまったら，ここまでどういうコードが付いたかなとコードリスト(図8-9)を作ってチ

ェックするのですが，それを何回か見ているうちに収束する部分が，これは既存のこのコードにまとまるなと思えるところが出てくる，そういった意味で前の分析が影響はしていると思います．

萱間　解釈していくかどうかということは多少違いがあるかと思うのです．私の場合は行動の要素を書こうと思ったから，それは解釈しなくてもその人が話した言葉がそのまま使えるのです．しかし，要素ではなくて意味に焦点を絞っていたら，やはり最初の段階から意味をとっていかないといけないですね．そういう違いはないでしょうか．

太田　「あえて」でしょうね．萱間さんのやり方だと，あえて本人が自分のしていることをそのまま語ってくれたこと，そこに含まれていることをそのまま大事にしてカテゴリー化していくのですね．

山本　「意味をとる」「解釈」という言葉の定義にもよるかもしれませんが，今，お話を伺っていると，私も介護者の言葉がうまく状況を表現していると考えられたらそのまま使ってもよかったのだと思います(生体コード in vivo codes[*1])．分析の途上ではそのようなコードも沢山でてきます．ただ，行動そのものにとどまるレベルではない，この行動の背後にはこのような考えがあったのでは，とか，こういうふうに介護者の方は考えたのか，という認識のレベルに対する比重が，萱間さんの分析よりも大きかっただろうとは思います．萱間さんのものが，行動レベルに焦点が当たっていたという点では，違うかもしれません．看護婦がどのように考えたからこのように接したとか，こういう行動を起こしたというところは全く考えられなかったのですか？

萱間　そこには最後まであまり触れませんでした．看護婦の判断内容とか，判断の契機とか，解釈がどんな構造でどういう流れかという研究は他にあったからです．私が見たかったのはその後のステップ，つまり判断した結果として出た行動のバリエーションを見たかったので，ほとんどそこには返っていません．

山本　それは研究の関心がどこにあるかの違いであって，つまり当事者がどのように考えて行動したかというところに中心がある場合と，行動レベルだけの概念化に焦点があるかの違いだけで，つまり太田さんや私のような関心や問題意識で分析をしたくても，一行一行言葉を抜き出すところから始めるという萱間さんの方法は使えると思いますし，また逆もそうではないかという気が，やはりしますが．

[*1]：データ中に出てきた言葉をそのままコードとして用いたもの．社会学の理論や分析者の思考から採用されたコードと区別してこの名前から付けられている．データの中の言葉がとらえたい現象を特にうまく簡便にとらえている場合に採用する．Flick は，社会科学などの文献から採用されたコードよりもこちらのほうが研究の具体的な内容により近いので好ましいとしている(Flick 1998)．【山本】

表 8-1　メモの種類と役割　ここで訳出するにあたって，「メモ」と「ノート」という言葉は同じ意味で用いられている．(Strauss A, Corbin J：Basics of Qualitative Research. p.197, Sage, 1990. と同書 2nd ed., p.217, 1998. より一部改変【訳・山本】)

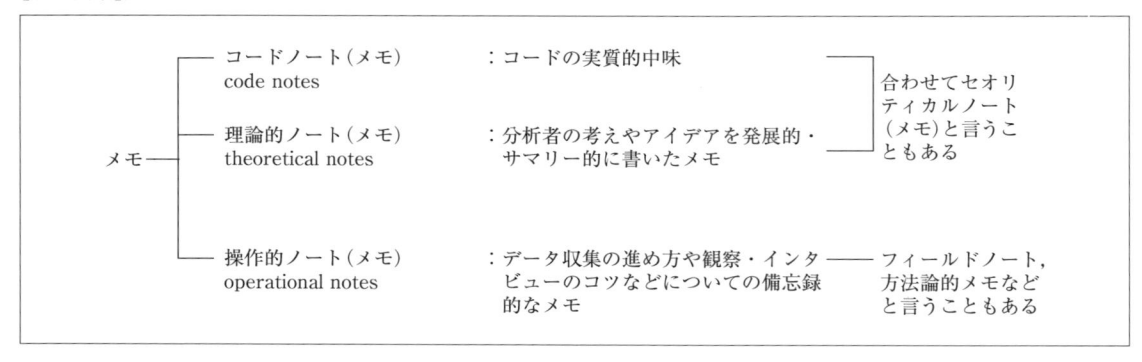

```
             ┌── コードノート（メモ）     ：コードの実質的中味          ┐ 合わせてセオリ
             │    code notes                                              │ ティカルノート
             │                                                            │ （メモ）と言うこ
メモ ────┤── 理論的ノート（メモ）   ：分析者の考えやアイデアを発展的・┘ ともある
             │    theoretical notes         サマリー的に書いたメモ
             │
             └── 操作的ノート（メモ）   ：データ収集の進め方や観察・インタ ── フィールドノート，
                  operational notes         ビューのコツなどについての備忘録    方法論的メモなど
                                            的なメモ                            と言うこともある
```

■ メモについて

萱間　好みによって，とりあえずはそのまま取り上げていって後で解釈したい人もいるし，最初から考えながら概念を組み立てていったほうがいいという人もいますね．

山本　すぐにメモを書き始める人，そのメモの中で良いコーディングを思いつくような場合もあると思いますし…．

萱間　「メモ」というのはどういうものだと考えていますか？

山本　メモとして大きく分けて 3 種類あり（**表 8-1**），コーディングのためのメモ（コードノート）は，コードが「名前付け」というかある概念をつかまえるための取っ手のようなもので，それが一言の言葉であるのに対し，それ以外のメモ（理論的ノート，操作的ノート）はもう少し文章化されたもので，「ここではこの人はこういうことを言ったのだと思う．ここの部分はこのように概念化できそうだ」といったことをズラズラと思い付くまま書いているもの，というふうに理解しています．メモやノートの種類は研究者によってさまざまな名前が付けられていて，確立した定義などはないようです．メモに文章をたくさん書くことが自分の思考プロセスに合う人もいれば，1 つひとつの言葉にコードを付けていくほうがやりやすい人もいるかもしれないし，萱間さんのようにいくつかのデータを並べてみて名前を付けるほうが考えやすい人もいる．要は名前（コード）が創造的・発展的に思い付ければ，具体的なやり方はいろいろあってよいわけで，それぞれ自分に合うやり方があると思います．コードもメモも，自分の思考を展開し，記録するための道具にすぎないように思います．

萱間　最初から理論的ノートのところで抽象度を高めすぎてしまって混乱する場合もあるのではと思いますし，また逆の場合もあるのではないでしょうか．私の場合，できるだけ言葉をそのままにと思って，抜き出していくと，概念をまとまりにしていく作業の時に，それぞれのコードが背負っている文脈を見失って

しまう場合がありました．文脈を比較するという作業を，自分の思考の発展に合わせてリアルタイムで理論的ノートにメモしていかないと，言葉単位のデータになってしまって，ブツ切りになってしまって，ブツ切りが並んだのを見たらそれで何を比較しているのかがわからなくなったという場合があるのです．最初の段階でどのくらいで比較の幅や自分の考えを書くか，あるいは書かないかという選択があると思います．

(1999年9月24日)

要点：コーディング(1)―オープンコーディング―

- コードノートや理論的ノートは，データの横に直接その特性を広げる形で書き始められるもの，コードリストの横にコードのまとまりとして書かれるものなど，いろいろなスタイルがありうる．根拠となるデータが後で特定化できれば，自分の思考のプロセスの特徴に合わせて，スタイルにはこだわらなくてもよい．
- 最初のコーディングでは，分析の焦点を模索するためにあらゆる方向に可能性を開く必要がある．そのため，分析には時間はかかるが，初めの2-3例は，データ全文にわたって，細部までコーディングしておくとよい．
- 手順にこだわるのではなく，データや概念の比較を継続しながら，自分が明らかにしたい領域の，明らかにしたい抽象レベルの概念を明確にする方法を探索する．

引用文献

Flick U：An Introduction to Qualitative Research. Sage, Thousand Oaks, CA, 1998

9 コーディング(2)
―オープンコーディングと軸足(Axial)コーディングの重なり―

山本則子・萱間真美・太田喜久子・大川貴子(司会)

◾ コーディングの際の留意点

大川　生データから最初のコーディングをする時に，並行して理論的ノートを付けていくということになると思いますが，この段階で皆さんが何を大事にして進めていらっしゃったのかということを少し伺いたいのですが．

◾ 1つのデータに多数のコード

山本　発想を広げる目的と，自分の思い込みだけでコーディングしない，という目的から，例えばオープンコーディングの時のコードは，データの一言に対してコード1つでは終えない，1つの言葉に対して2つ以上付けていくように，できるだけあらゆる可能性を開くように努めました．後になって考えると，概念にはならず，特性になったコードもあるし，分析の途上で重要ではないと判断し，捨ててしまったコードもあるし，いろいろなのですが，1つひとつの言葉に対して，じゃあこの言葉を他のどんな状況の人が使うかとか，子育てをしている人だったらどんなふうにこの言葉を使うだろうかとか，そういう問いかけを頭の中で絶えず作り，比較の枠組みを自分で作りながら考えていきました．それもあってすごく時間がかかってしまったと思います．

大川　1つずつの言葉にどのような解釈すなわちコーディングが可能かというのを，最初の時に固定するのではなくて，こういうコーディングもあるのではないかというのをできるだけ広げておくようにしていくということですね．

山本　そうですね．ですから最初からコードリスト(前項図8-9参照)が非常に長くなってしまいました．これは1例の分析が終わったところで作ったものだと思います．

萱間　最初のコードリストは最後まで生き残るものですか．

山本　今見てみますと，ほとんど何も残っていませんね(笑)．

太田　山本さんの最初のコードというのは，かなりきちんとしたリストになっていると思いました．オープンコーディングで使った言葉なのですか？　ちゃんと項目の大小がありますね．

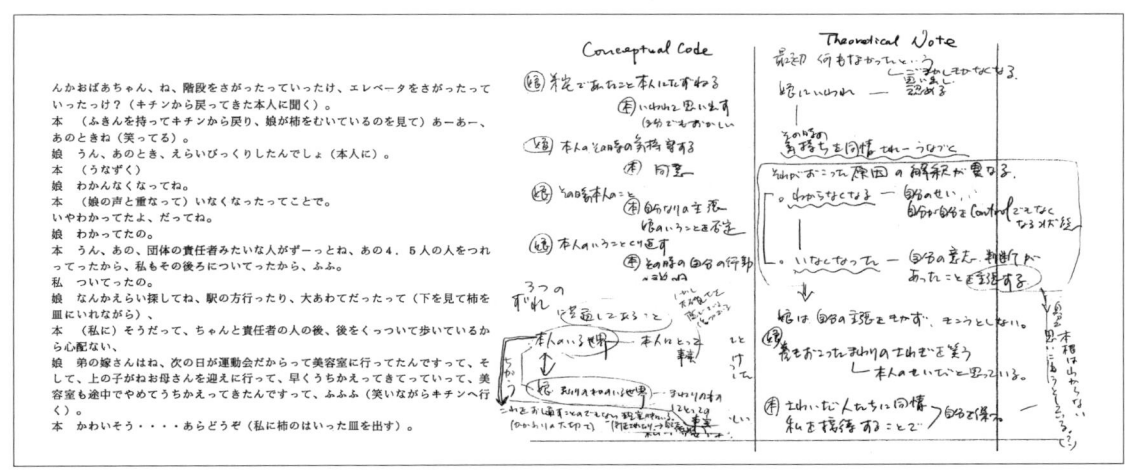

図 9-1　ノート①【太田喜久子】

山本　このリストはデータの脇につぎつぎ書いていったコードを，抽象化の上下を考えたり，分類(ソーティング)したりしてある程度整理したものです．最初にコードを付ける時はとにかく思い付くことを忘れないように，上下関係など考えず，個々のデータに沿って書き続けてあります．ですからデータの脇にある私の手書きのコーディングは本当にバラバラです．このコードリストは，それをその分析段階でできる範囲で整理しています．

太田　ミニカテゴリーにも相当するのでしょうか．まだカテゴリーと言えなくても，例えば中項目ぐらいのものが．

山本　その時はまとめる方向性などまだわかりませんから，思い付く限り出したコードをその時点でわかる範囲で整理しています．抽象度も高いものから低いものまでいろいろあって，バラバラです．カテゴリーを考えるところまではいっていないと思います．

大川　一言ずつのコーディングが1例終わったところでこのリストを作るという作業もなさったわけですね．

■ データから離れないように

太田　私の場合はこういうフォーマット(図 9-1)を使っているように，結局何がそこで言われているのかということから離れてはいけないと常に意識して，そういう意味で飛びすぎない．自分の勝手な解釈で見るのではなくて，言っている文脈もつかみながら，1つひとつの言葉に表現されていることは何なのか，生データを横目で見ながら，ここはこうだろうと自分なりにとらえたことを常に確認していくことが最初は大事だと考えて分析していました．かなりそのことを意識してやったので，1つのラベルでまとめるようなことはやっていません．文脈による違いをむしろあまり考えないで，自分がとってきた記録，再現

された記録から何が見られるのかということを最初は見ようとしました．この人は嫁だから夫だからという部分は，最初は外しておきました．

大川　それは理論的ノートのほうに何を残しておくかということとか，コードリストのほうに何を残すかによっても違ってくるのかなと思ったのですが，太田さんは理論的ノートにはどういうことを残しておかれましたか．

■ 理論的ノートに何を残すか(1)

太田　理論的ノートも同じ紙面上に枠を作って，コードノートに記したものを自分なりに解釈して，介護者がここで言いたいことはこういうことなのではないかとか，本人が言っていることはこういうことなのではないかと自分がとらえるということを書きなぐっていくというか，まだそういう段階です．後から，同じようなずれがあったなとか，他のケースでもあったなというようになってきますね．そういういくつかのずれのまとめを後からしていきました．1つの相互作用は始まりがあって終わりがあるのがやってみてわかってきて，その固まりを単位として見ていこうというやり方をとりました．

大川　山本さんは，ノートにはどういうことを書かれていましたか．

山本　似ていると思います．初めの頃の理論的ノートは，主なコードに関して，この場合はこういうふうに考えたからこのように名前(＝コード)を付けたとか，あとはこの概念の特性にはどのようなものが考えられ，このデータではその特性はどの次元にあるだろうかということなどを考え考え書いていました．つまり，対象者の言葉が表す概念の特性の次元はどこにあるのか，これは次元化(dimensionalizing)と言われる作業ですが，それをノートに書きながら考えていました(図9-2)．もう1つは私が試行錯誤の過程でやったことですが，コード名やその特性の候補などを書いたカードを作りました(図9-3)．カードをいろいろな基準で分類してみて，ある程度まとまりがつくなあと思われたところでそのまとまりにまた名前を付ける．これはカテゴリー化の初めの段階の試みだと思いますが，その名前ごとにまたノートを書きました．ノートでは，概念になると思われるところに赤を入れ，特性と思われるところに緑を入れ，というふうに色分けして，自分がどのような概念や特性を作ったのか把握しやすいようにしていました．カードを作る，というのは特に学校で習ったことではなく，自分が分類をするのに便利そうだったからやってみた方法です．その特性の次元が，この人のここのデータではここにあって，この特性がここの次元にくる人は，情報収集をこのようにしていて，思考はこうだとか，このあたりは軸足(axial)コーディングの始まりですね．そこから特性レベルで概念と概念が関連付けられてゆくと，そのまとまりがパターンになり，それに，例えば，「手探りの介護」という名前を付けてみようかなとか，そんなパターン作りもしていました．

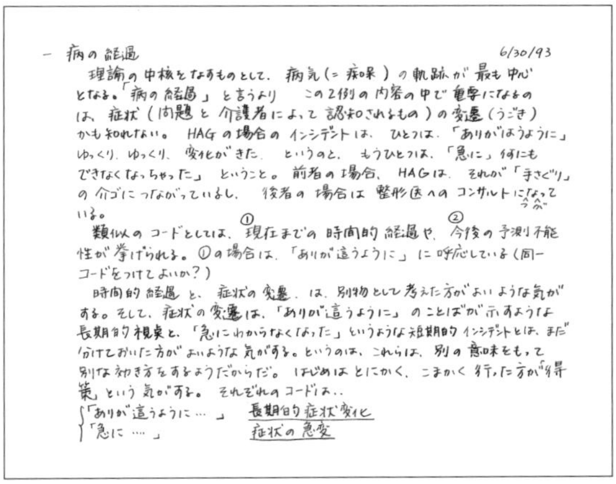
－ 病の経過　6/30/93
　理論の中核をなすものとして，病気(＝疾患)の軌跡が最も中心となる。「病の経過」と言うより　この2例の内容の中で重要になるのは，症状(問題と介護者によって認知されるもの)の変遷(うごき)かも知れない。HAGの場合のインシデントは，ひとつは，「ありがはうように」ゆっくり，ゆっくり，変化がきた，というのと，もうひとつは，「急に」何にもできなくなっちゃった」ということ。前者の場合，HAGは，それが「手さぐり」の介ゴにつながっているし，後者の場合は整形医へのコンサルトになっている。
　類似のコードとしては，①現在までの時間的経過や，②今後の予測不能性が挙げられる。①の場合は，「ありが這うように」に呼応している(同一コードをつけてよいか？)
　時間的経過と，症状の変遷，は，別物として考えた方がよいような気がする。そして，症状の変遷は，「ありが這うように」のことばが示すような長期的視点と，「急にわからなくなった」というような短期的インシデントとは，また分けておいた方がよいような気がする。というのは，これらは，別の意味をもって別な動き方をするようだからだ。はじめはとにかく，こまかく行った方が「得策」という気がする。それぞれのコードは…
「ありが這うように…」　長期的症状変化
「急に…」　症状の急変

図 9-2　理論的ノート【山本則子】

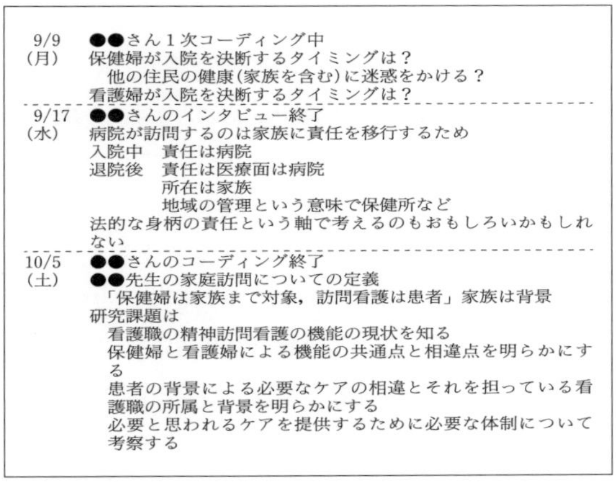
9/9（月）
●●さん1次コーディング中
保健婦が入院を決断するタイミングは？
　他の住民の健康(家族を含む)に迷惑をかける？
看護婦が入院を決断するタイミングは？

9/17（水）
●●さんのインタビュー終了
病院が訪問するのは家族に責任を移行するため
入院中　責任は病院
退院後　責任は医療面は病院
　　　　所在は家族
　　　　地域の管理という意味で保健所など
法的な身柄の責任という軸で考えるのもおもしろいかもしれない

10/5（土）
●●さんのコーディング終了
●●先生の家庭訪問についての定義
「保健婦は家族まで対象，訪問看護は患者」家族は背景
研究課題は
　看護職の精神訪問看護の機能の現状を知る
　保健婦と看護婦による機能の共通点と相違点を明らかにする
　患者の背景による必要なケアの相違とそれを担っている看護職の所属と背景を明らかにする
　必要と思われるケアを提供するために必要な体制について考察する

図 9-4　理論的ノート【萱間真美】

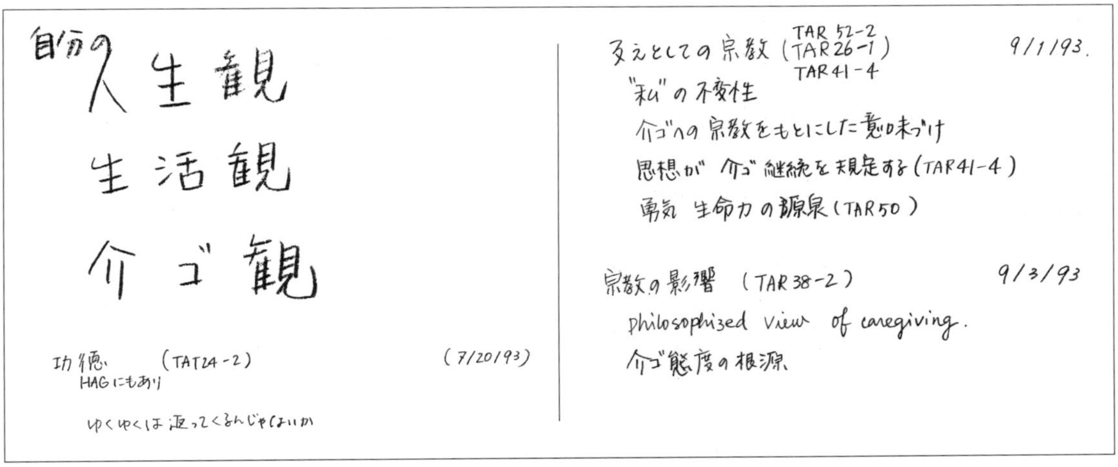

図 9-3　コードのカード【山本則子】

太田　カテゴリー化をかなり早い段階から意識しながらされていますね．

萱間　私の場合は3例目ぐらいですね．

山本　カテゴリーというか，特性が違うと何が違うか，という部分にすごく注目していたのではないかと思います．概念を思い付いたらすぐその特性と，具体例の次元を考えるくせは，トレーニングの中で付けられたと思います．

分析の方向性は研究テーマによる

萱間　テーマがどれくらいの広さかによっても違うかもしれないと思ったのですが，山本さんの場合は対象が介護者ですから，私の研究と比べると，介護者と介護されている人という非常に限定されたものに思えます．私は，看護職のしている訪問看護全部を対象として，どういうことをやっているか，看護行為の

構成要素を書き出すというテーマだったので，すごく広かったのです．保健婦もいれば看護婦もいるし，働いている場所も訪問看護ステーションもあれば保健所もあれば病院もある．病院も公立もあれば私立もあるといったように，文脈もさまざまでした．だから，看護職の行動に分析の対象を限定してデータを集め，表面的なところを書くようにしないと，深入りのしようがなくて，1つひとつの密度，例えば公立病院の看護婦だけ30人分データをとったということだったら解釈などで深められるのかもしれないのですが，職種間の比較とか設置主体間の比較等は非常に粗くやっています．

山本　文脈があまりに多様な現象をまとめようとすると，特性レベルの関連性を検討することが難しくなる，というのは理解できます．今私のやっている研究は，神経内科を退院した患者さんが退院後に何を経験しているかというものなのですが，神経内科の病気はたくさんあって，それぞれの状況もバラバラです．家族も一緒にインタビューしているのですが，そうするとどうやってまとめていいかわからなくて，つまり1つのストーリーとして収束するポイントが見えてこなくて四苦八苦している段階なので，それは想像がつきます．萱間さんはその結果，行動レベルに分析を限定したわけですね．

萱間　限定しないと比較の基準がなくなるのです．

山本　分析の方向性は，研究テーマによるということでしょうか．

萱間　コーディングを発展させていく時に，文脈の限られたシンプルなテーマの場合，発想を広げるというスタンスのほうが密度が濃くなるだろうと思います．

太田　萱間さんはあえて設置主体などさまざまにとっていらっしゃいましたが，それが研究の目的から必要だったのですか．

萱間　ええ，わざととりました．1回の質的研究でそんなにたくさんのことが追えるかどうかは一切問わないで始めたので，とりあえず「精神科を受診していて，分裂病患者で，地域で暮らしていて，訪問看護を受けている」というかなり人口としては絞り込まれたところで，そのケアの提供者である看護者にあたりました．私はどこかの一部分が見たかったのではなくて，「地域で暮らしておられる受診中の分裂病患者の訪問看護」全般でされていることはどういうことなのかを見たかったのです．だから掘り下げることは最初からあまり意図していませんでした．もちろん設置主体や職種で比べるのが私の比較の軸になっていて，保健婦に特徴的な技術，看護婦に特徴的な技術というものを出していましたが．

大川　萱間さんの場合は技術を抽出したかったわけですね．看護婦はどういう技術を使っているかというように．技術というものをかなり行動レベルのところでとりたかったというのが目的にあるから，それをあまり「意味は，意味は」という形でもっていくのではなく，そこで看護婦がとった行動を残しておきたかったということが，萱間さんのなさった研究の特徴としてあるのだと思います．そういう意味で，山本さんのおっしゃる，1つのカテゴリーに対してどう

いう特性とか，あまりそういう形にはなっていかなかったということですか．

山本　まず，データ解釈は調査対象にとっての経験の「意味」を探るものでは必ずしもなく，データの抽象度を上げる分析そのものです．だから行動を抽出するから解釈しない，行動の意図や文脈との関連を検討するから解釈する，ということはないように思います．前回と同じ話になってしまいますが，題材と関心と，後は1人ひとりの研究者の思考のスタイルがあって，その3つによって具体的な分析がどんな形になるのかが決まってくるのかなと思います．研究対象が非常に多様な文脈をもつ場合，萱間さんがなさったように言葉を抜き出す作業から始めるほうが混乱せずやりやすい場合もあれば，私のように初めからメモでいろいろな可能性を探るほうが自分の思い込みを打開するのに役立つ場合もある，ということのように思いますが．

萱間　判断や解釈をしてはいけないとは思わないのですが，最初はがまんしておいたほうがよいのではないかと思いました．判断や解釈は後でいくらでもやったのです．

山本　進め方の違いはあるにせよ，結局はコーディング，すなわち解釈を通じて抽象化してゆくわけで，どちらも同じゴールに収束していくような気がするのですが．

萱間　題材や関心によっては，分析者の思考スタイルを越えてやりやすい分析の始め方がある，ということかもしれないですね．私の研究のように一般化の範囲が非常に広い研究テーマで調査分析する場合，文脈との関係を詳細にしてゆく軸足コーディングは特に分析の初めの段階では難しく，初めのうちはデータを抜き出して並べてみるほうが分析しやすかった．一方山本さんのほうは分析の比較的初期から軸足コーディングの可能性を考えていっても大丈夫だった，ということのようですね．

◾️理論的ノートに何を残すか(2)

大川　萱間さんの場合は，コーディングの開始段階ではデータをそのまま抜き出していかれたわけですが，別に作られた理論的ノートでは，どういうことを残しておかれましたか．

萱間　私に対してオープンだったとかそうではなかったとか，その対象に対して自分が感じたことや，物理的な条件や，相手側のいろいろな条件はデータの中に書いていますから，理論的ノートはこのような感じです(**図9-4**)．フィールドノートと普通言われるものを別に付けるというやり方もあります(前項の表8-1参照)．

山本　私は操作的メモは別でしたね．今日は何をしてどうだったかとか….

萱間　こういうふうに言われてこう思ったとか，婦長さんが機嫌が悪かったとか…(笑)．

山本　デイケアに行ったらこうだったとか，椅子に座っていたとか，患者さんと家族がこんなふうに行動していたとか…．

萱間　私の場合は，インタビューに行った時の経過もインタビューデータと一緒に書きました．誰から紹介されて，こういうふうにしてというように…．「行ってみたら部屋が暗くて」とか，「30分待たされて」とか，そういうことも全部データに入っています．

山本　私も1例目はそうやって一緒に書いていたのですが，だんだん別になってしまいました．これは私がインタビューを主なデータ収集法に用い，萱間さんがフィールドノートを用いられたための違いではないかと思います．

萱間　私はデータの中に結構いろいろな記録が入っていて，それらをまずは解釈を加えないで我慢して肉体労働をしたわけです．1行ずつ空けてコピーして(前項図 8-5参照)，ということをがまんして3例ぐらいやっていくと思い浮かぶことがあって，そうしたらそれを書くというように…．

太田　ノートには，データの中からよみがえってくる自分の感覚や主観的な思いを含めて，ピックアップしていくわけですか．

萱間　コードと自分の感覚というものは別に記しているのですが，理論的ノートに書かれていることは，結構，データ収集時の自分の感覚に影響されているものが多いです．例えば，2名の聞き取りが終わったところで私は初めて書いているのですが，2名とも臨床看護婦で，2人が働いていたのは精神保健法施行以前の病棟で外来からの訪問だったとか，そういう背景のことが書いてあります．私の場合はこういう要素が比較の軸で，結果の中にも反映されています．看護が提供されている場のシステムに看護行為がどのように影響されるか，も見ていたのだと思います．

山本　制度とかそういうものですね．

萱間　研究で明らかにしたいものもそういうものでした．

山本　看護婦がどういうことをするか見る時，そういった文脈がどういう大きな影響を与えるかということですね．それは大切だと思います．

萱間　ノートは6日に1回とか1週間に1回だったり1ヵ月も書かないというように断片的です．私の場合，1次コードがそのままの形でたくさん出てきていて，それを分類する．分類されたコンピュータファイルのウィンドウを開くということが，すでにカテゴリー化が始まっているということだったから，カテゴリー化していくそのプロセスをノートに残すという目的では書いていなくて，そこの部分は暗黒というか，そのまま自分の頭の中でウィンドウが開いていました．私は，思考のプロセスをあまり書いていないほうではないかと思います．

大川　そろそろ，今度はこれをどういうふうに次のステップに上げていくかという話に移ろうかと思いますが，オープンコーディング，初期の頃の理論的ノートに関しては，何か他に言い足しておくことはありますか．

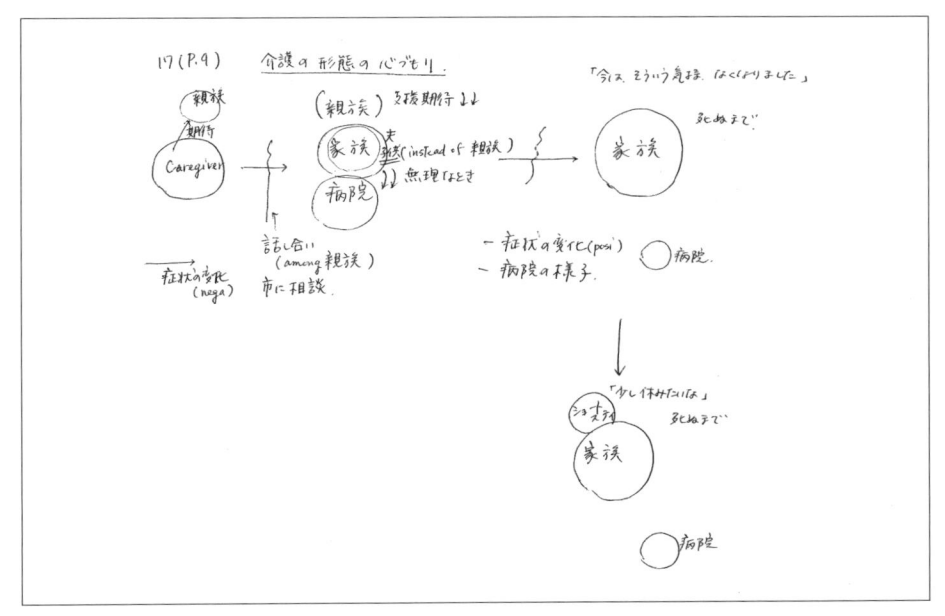

図 9-5 初期のダイアグラム【山本則子】

分析初期のダイアグラム

山本　図表(diagram)について一言まとめておくとよいのでは．オープンコーディングの段階では，コードリストができる程度の段階で，概念間のつながり等はあまりわからないので，まだダイアグラムが次々できる時期ではないかなと思います．多少は思い付くまま記録をとりますけれど．

萱間　出てきたものが，山本さんのはゆるいダイアグラムというか，まだ可動性のあるというか，そういうものを挙げてあって，どこの要素に移るか，所属不明だけれど，とにかくリストは作って，ある程度の概念の大きさは区別してありますね．

山本　「こうかな」という，固まりかけたチーズのようなものですが(図 9-5)．

萱間　太田さんは概念の大きさは，あまりこの時期は見なかったでしょうか．

太田　コーディングをやりながら，例えば痴呆性高齢者と介護家族とのお互いの意図がよく通じているパターンと通じていないパターンがありそうだとか，そういうことは自分の中であります．あえてカテゴリー化しようとは進めていなかったと思います．

萱間　私のコードもこの段階ではダイアグラムではなく，ただのコードの並びというかリストでした．それで次に進みました．

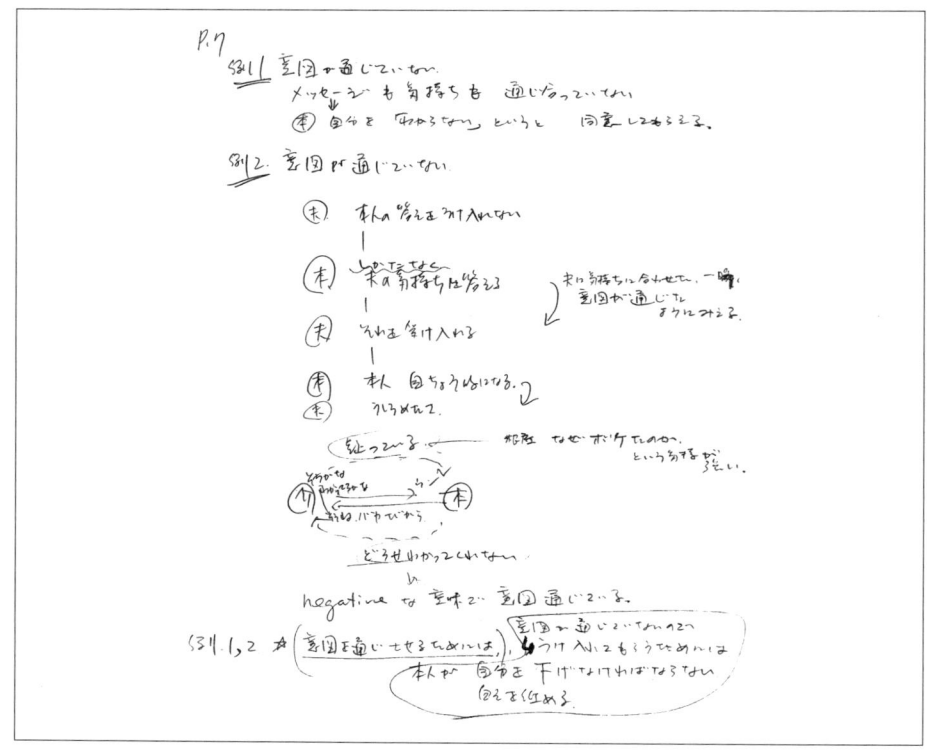

図9-6 ノート②【太田喜久子】

◼︎ 軸足コーディング

大川　太田さんの場合，このノートでずっと進めていかれていますね．オープンコーディングをして理論的ノートを付けながら．そうすると，この次に来るのはどういう形でしょうか．

太田　私は1つのフォーマットの中で理論的ノートを書いていましたけれど，痴呆性高齢者と家族のやりとりで互いの意図が「通じるパターン」「通じていないパターン」がありそうだ，となってくると，メモ的なノートを別紙に付けました（図9-6）．つまり，ケースを超えて起こってきているもので自分が気になるものは，別のノートに付けていきます．

大川　それで軸になっていきそうだなというものを出していくということですか．

太田　そうですね．オープンコーディングの次になっていたでしょうか．

大川　オープンコーディングの次は軸足コーディングと言われているのですが，そこのつながりが実際にどのように進んでいくのかということについてはいかがでしょうか．

山本　オープンコーディングと軸足コーディングは，データ解釈においてほぼ同時に始まっていると思います．だから，1例目でもある程度データを見ていく

と，コード同士のつながりが見えてきます．その段階では，抽象化が進んでいなくても，関係が見えるということはありますね．例えば，「その当時は老人性痴呆なんて誰も話さない頃だったから，（父親がアルツハイマー病にかかっているのではとは）考えもしませんでした」というデータがあったとします．ここを読んだら私はきっと「老年痴呆に関する知識の一般社会における普及」というコード（語りの前半部分）と「アルツハイマー病ではないかという疑いの発生」というコード（語りの後半部分）との間には関連があるかもしれない，というメモを書くと思うんです．これも軸足コーディングの始まりと言えるように思います．その意味では軸足コーディングは最初から…．

大川　並行してやっていくということですね．そこが先ほど山本さんがおっしゃった理論的ノートに記載されていくわけですね．他の方々も同じように考えてよろしいでしょうか．

萱間　私もそれには同意します．オープンコーディングと軸足コーディングがここから，と分かれないというのはもっともだと思いますし．ただ，私の場合は先ほど言ったように対象者が広くて，比べることも非常に広かったので，最初にこのような関連になりそうかなという記述が出てきたのは7月にデータ収集を始めて5ヵ月くらい経った12月からでした．けれど，最初の，言葉を抜き取っただけのリストができて，それを何となく，これは関係がありそうだということでまとめ始めるという作業は，9月，10月の時期からやっているのです．私の場合は2週間に1回ぐらいしかデータ収集に行けなかったのでそういうペースなのですが．ウィンドウをいくつも開き始めた，つまり固まりを作り始めた時にすでに軸足コーディングが始まっていると思うのです．これはこれに似ているとか，次にインタビューに行った時にそれはどうなんだろうと思いながら話を聞いているので．だけど，それをちゃんと明らかに，こういうコードでまとまるであろうというように実際に群れを作り始めたのはだいぶたってからです．

大川　軸足コーディングを始める時期は，初期の頃からの場合と，何例かやってみてからの場合があるようですが，オープンコーディングとはかなり並行しながら進んでいくプロセスであるということですね．

■ 軸足コーディングの意味

太田　軸足コーディングとは，属性なり自分の見たいことなどが影響要因になって違ってくるのでしょうか．

山本　それもあると思います．対象者の年齢などの背景が違えばある現象・行動などが異なる，ということが見えてくれば，「年齢」という概念と，その現象との間に関連があるということを示していると思います．ただ，それだけではなくて，ある現象，ある条件がこのような状態にあったら，別の現象がこのよう

　　　　に起きる，という関係をとらえていくのが軸足コーディングの中心ではないか
　　　　と思います．例えば痴呆という認識がなかったから叱ってしまったとか，そう
　　　　いった形で「痴呆という疾患認識」という概念の「有無」という特性の「無」
　　　　という次元と，「叱る」という概念の「有無」という特性の「有」という次元
　　　　が結び付く，そのような特性レベルの関連を見ていくのだと思います．そうい
　　　　う意味では，年齢などの対象者の属性もデータの中に登場しているカテゴリー
　　　　も，取り扱いは同じだと思って見ていくのでは，と思います．
太田　1つのカテゴリーというか，ある自分の見たいことの固まりをとらえ，何が
　　　あるのか，少し因果的なものであったり，影響要因であったり，そういうもの
　　　をもっと分析的に見ていこうということですね．
山本　概念と概念の関係性を見ていくということですね．

◼ 概念と概念の関係性

太田　私の場合は初めの頃，コミュニケーション論という枠に影響されていたなと
　　　思います．だから痴呆性高齢者と介護者の話が通じているのか通じていないの
　　　か，あるいはなぜ通じていないのか，通じていない様相もずいぶん違いがある
　　　のではないかとか，それぞれの特徴は何なのかを見ようとしていました．初期
　　　の頃は，それが例えば役割関係によってどう違うのかと，自分の中ではすごく
　　　影響は感じていたのです．「これはお嫁さんだからこう言っているのではない
　　　か」とか．しかし，それはあえて意識しないように外していて，後からですよ
　　　ね．カテゴリーそのものが，自分の中でそれぞれの特徴としていくつかのカテ
　　　ゴリーが見えるのかなというようになってきてから，じゃあそういうパターン
　　　が現れる役割関係は一体どういう関係に多かったのだろうかというように考え
　　　るようにしました．
山本　図を描いてみてもいいでしょうか（図9-7）．分析の最初は概念の関係は見え
　　　にくく，それよりも個々の概念を作り上げ，特性やその次元化を行うこと（オ
　　　ープンコーディング）に重点が置かれます．分析が進み，概念の抽象レベルが
　　　上がってカテゴリーと呼ばれるほどになってくると，今度はカテゴリー同士が
　　　関係し合う部分の検討（軸足コーディング）が増えてくる．最後のほうに選択的
　　　コーディングが増えてゆくという．イメージではそんな感じではないでしょう
　　　か．
大川　進むにつれて割合が変わってくるということですね．
山本　私の経験でみると，そういう感じです．
萱間　私の場合は後になってから軸足コーディングをしたと言いつつ，いろんな設
　　　置主体の病院を探したほうがよいのでは，と自分で思ったり，いろいろな場所
　　　でデータ収集をしようということは最初から思っていましたけれど….
山本　つまり軸足コーディングの視点が初めから分析の1つの要素になっていたわ

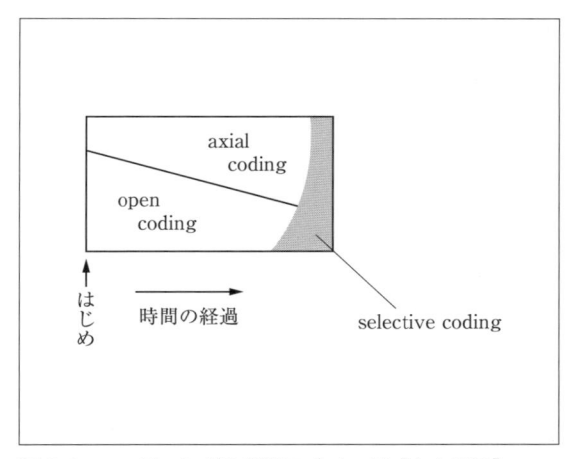

図9-7　コーディング3段階のイメージ【山本則子】 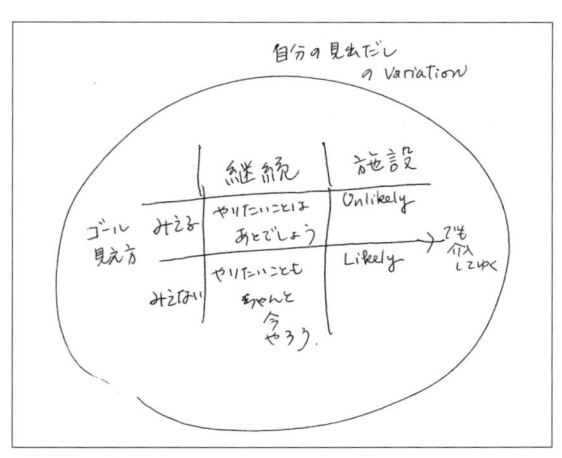　　図9-8　ダイアグラム①【山本則子】

けですね．具体的なデータ上の作業になっていなくても．

萱間　だから，山本さんのように最初から自分が何を見ているのかをメモを書きながら考えていくのか，それとも私のように，それは置いておいて，とりあえずは機械的にやってみて，それが本当に出てくるかどうかもう1回見るかの違いなのでしょうか．

山本　初めから概念間の関係についての可能性を探っていても，実際にデータに根拠がなければ棄却されてしまうので，結局，実際に自分の考えていることを書いたか，頭の中に保存しておいたのか，だけの違いではないでしょうか．分析の初めから軸足コーディングが始まるといっても，前もって自分がもっている仮説というようなものではなくて，そこで出てきたもので「あ，そうか」と自分がデータを見ながら気付く事柄を拾い上げていっているという感じです．

大川　データの中でこれとこれも関係があるとか，こういう条件があるとこういう状況になっていくのではないかということが見えてきて，そういうものがあるのではないかということを….

山本　考えながら一方でオープンコーディングによる概念化も進めてゆくわけです．また，そのように概念間の関係性を考えてゆくことで，逆に新たな特性を思い付いたりしてオープンコーディングも深められるという，相補的な関係が，オープンコーディングと軸足コーディングにはあるように思います．概念間の関係を検討する時には，パラダイムモデルを使ったりしてダイアグラムにまとめていくこともできます．関係性に関する思考プロセスもすべて理論的ノートに残すようにしました．

◾️理論的サンプリング・継続比較法

萱間　そのような思考プロセスがサンプリングの方向を決めていくわけですね．

山本　そうですね．例えば「仕事が忙しいから，とても構っていられなくて…」という表現が出てくると，「じゃあ仕事がなかったらどうなるの？」ということで次のサンプリングをします．

萱間　それを比較するために対象を選ぶわけですね．

大川　そういう関係が少し見え始めると，それをダイアグラムにしていくということですか．

山本　そうです．

■ ダイアグラム

山本　これ（図9-8）がダイアグラムの例で，これは介護の継続という概念の特性です．継続しているか施設に入れるかというのと，ゴールの見え方，今から介護がどのくらい続くのだろうかという考えが，その時は「ゴールの見え方」と概念化していたのですが，見える場合と見えない場合ではどのような違いが出てくるのかを考えているわけです．縦・横の両方ともが，パラダイムモデルでいう状況（conditions）で，中のセルに書かれた部分が行為（action）という，こん

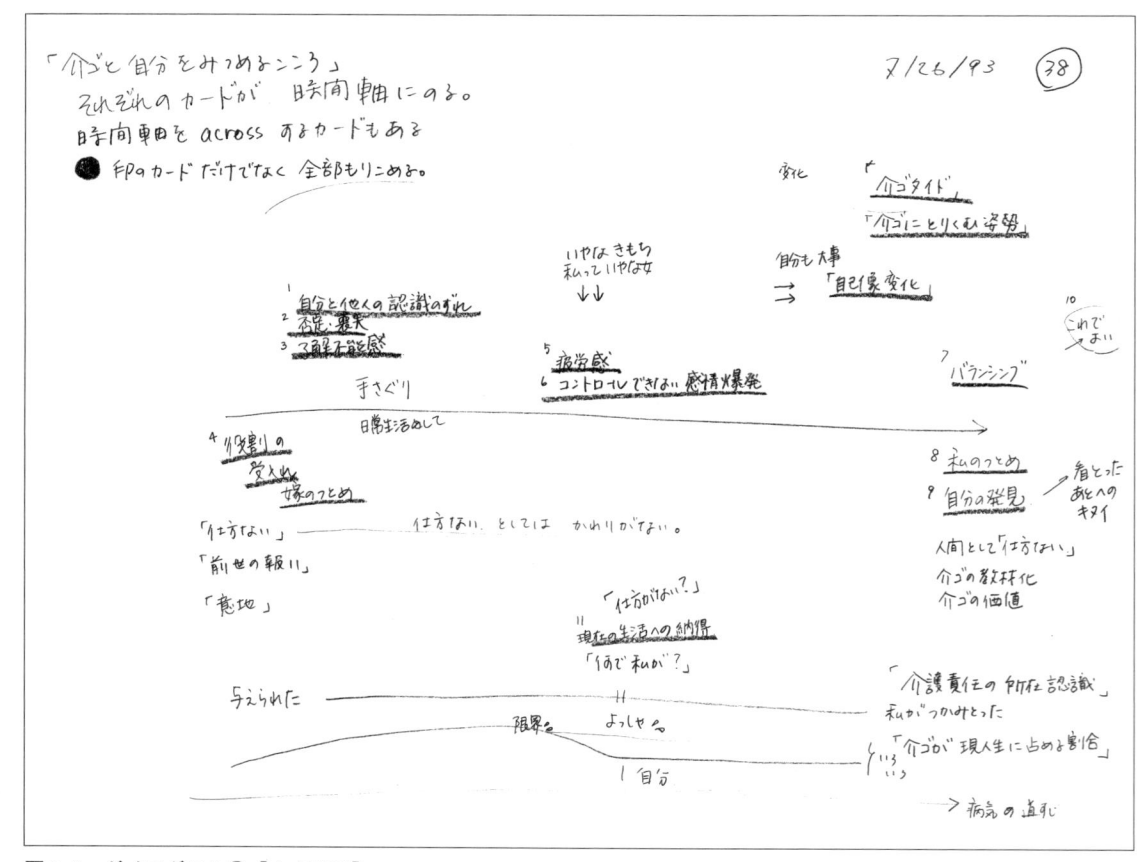

図9-9　ダイアグラム②【山本則子】

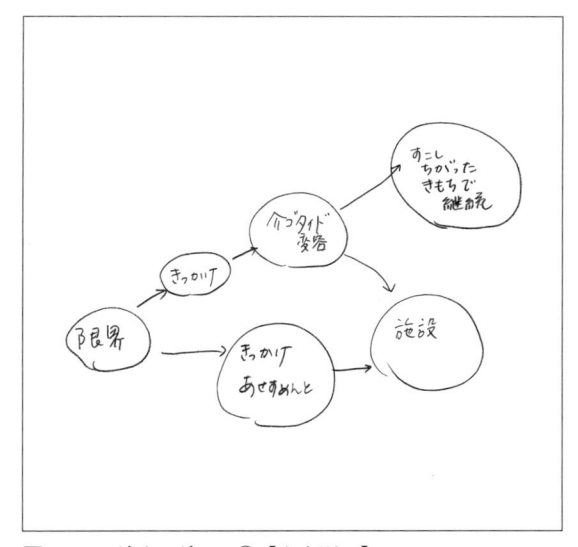

図 9-10 ダイアグラム③【山本則子】 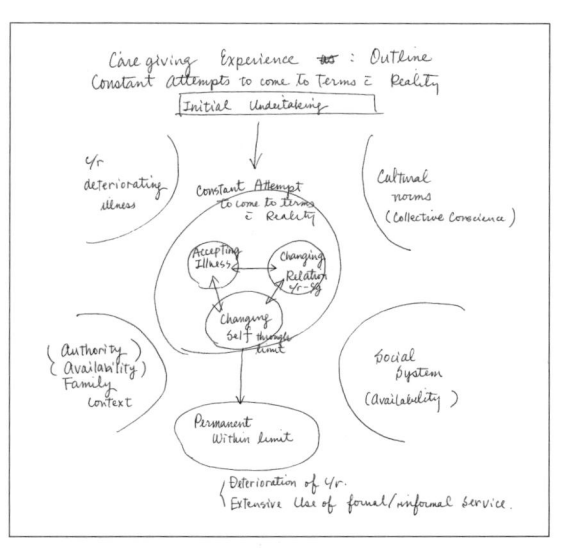　　　図 9-11 ダイアグラム④【山本則子】

なクロス表のようになっている図を書くのがダイアグラムの描き方の一例です．ほかに時間軸をとって，時間の流れに沿ってどのようなものが浮かんでくるのかを描いてみたり（**図 9-9**），あるいはこのダイアグラム（**図 9-10**）のように，忍耐の限界，という現象に続いて，アセスメントをして施設に移るというふうに，概念のつながりを矢印でつなげていくような形で描いてみたり，いろいろな描きようがあるように思います．最初の頃は単純なものが多いのですが，後になるほどだんだん大きくなって，全体を示したい最終段階の頃ではこのようなダイアグラム（**図 9-11**）を書きました．

萱間　山本さんのテーマは時間軸があるんですね．それが私との違いで，時間軸があるとこういうのはすごく重要ですね．時間軸によって起こってくるいろいろな変化と個体によって起こってくる変化，その人の中にあるまとまりと時間軸につれてそれが変化していくということがあるからこのように二次元になるんですね．

山本　プロセスを見つけたいと考えていたので…．

太田　私は，時間経過のプロセスはありません．

山本　これ（**図 9-12**）も最終的には残らなかったのですが．時間軸に沿った整理のためのダイアグラムです．

太田　私は時間経過ではないけれど，例えば 1 つひとつ固まりとして見えてきたことも，まだきちんとした一貫性の中でカテゴリーが出てくるということではないですね．いろいろ絵を描いて，こういうカテゴリーでとらえられるのではないかということをイメージ化するような絵にしました（**図 9-13**）．相対する介護者と高齢者がいて，その人たちの内面の思いと表現されているものがあっ

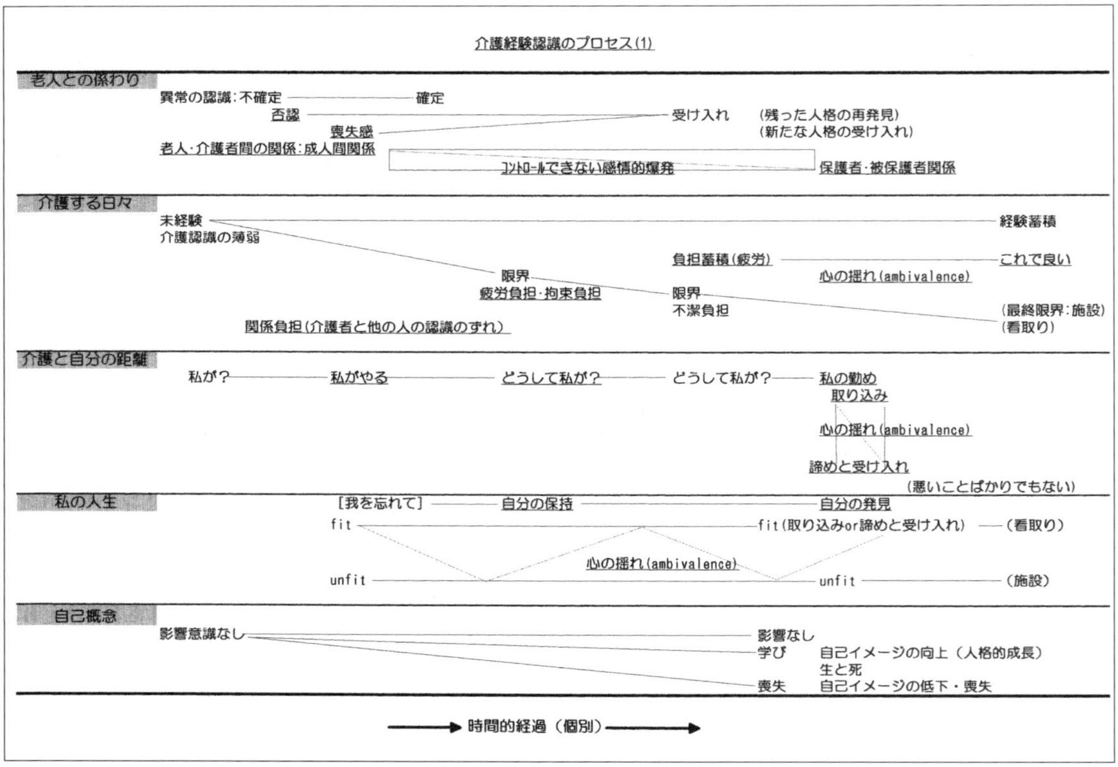

図9-12　ダイアグラム⑤【山本則子】

て，相互の矢印が一致しているか一致していないかはどんなふうに起こっているのだろうかとか…．その整理のために描いていますが，そんなにきれいではありません．なにせ軸がなかなか見えなかったので，私の場合はすごくあいまいです．

■ 試行錯誤の連続

萱間　軸を見つけるのが最後の仕事みたいな感じになりますね．山本さんの場合は軸の可能性をたくさん考えているわけですね．

山本　そうですね．ありとあらゆる可能性を頭を絞って考えていました．その後，データと相談するうち，初めの頃のいろいろな思考は，最終産物の中ではもとの形をとどめないほどに変形しています．私の場合は「これでいいぞ」といったん思った後で，データに裏切られるというか，データが「だめだよ」と言うから，しょうがなく他の切り口を考えるしかないとか，ここはこう変えないといけないという感じに変わってきていました．捨ててしまったものもあります．何らかの形で後の分析に影響していると思いますが．

大川　こういうものかなというのを1回仮定してみても，その後出てくるデータが

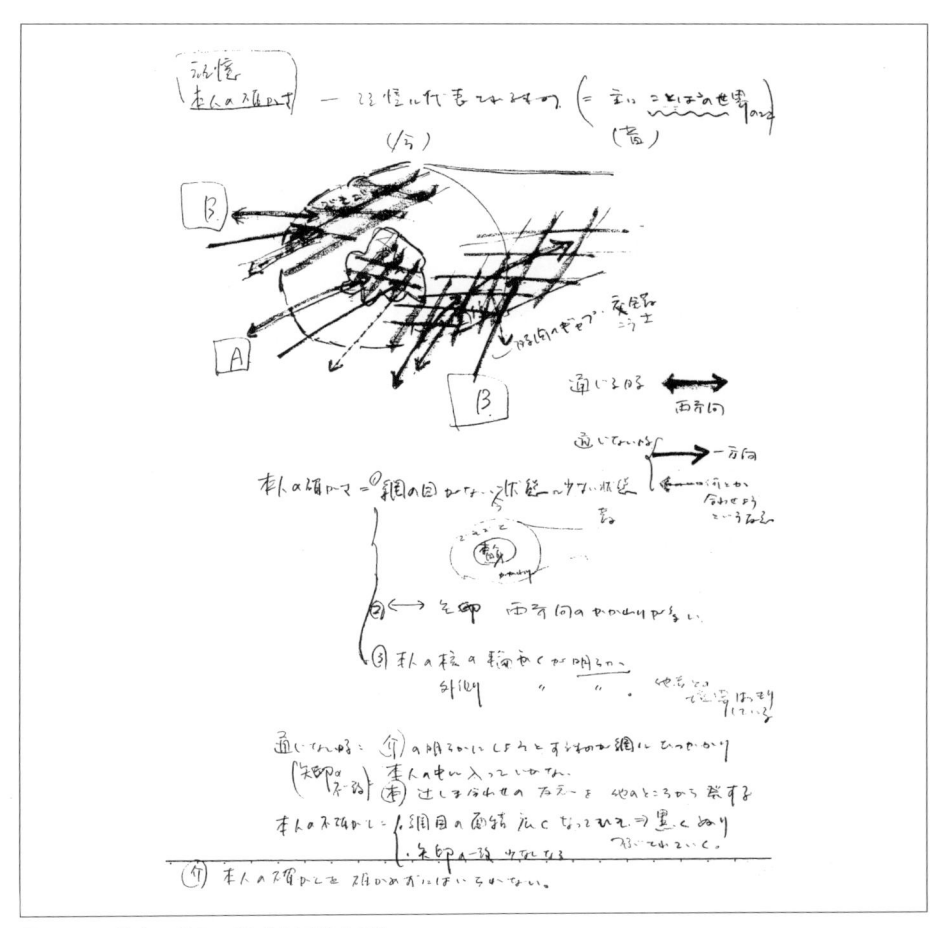

図9-13 ダイアグラム⑥【太田喜久子】

「そうではない」と言ってくると捨てなければならない．そういう作業を繰り返しながら，作っていくわけですね．

萱間　そこで潔く捨てられる人はいいですね．

太田　私も高齢者が表現していることが3つの次元で表せるのではないかと思っていた時期があって，高齢者のほうが介護者をコントロールしている場合・していない場合とか，気持ちが一致している・一致していないとか，それを三次元の軸で表した時に，1つひとつのインタラクションの高齢者の状況を当てはめることができるのではないかと思った時期があったのです．そうすると，相互作用として何が起こっているのかが見えなくなってしまって，いろいろアドバイスをもらったりして，「それはある意味で内容分析的な方向に走っているのではないか」と言われてそれは一応外そうと思ったり，そのたぐいのことが何十回と起こっています．

山本　あと，もう1つ思ったのは，いくら良いと思えるダイアグラムや枠組みでも，自分の目的と違ったら使えなくなるということがあって，泣く泣く捨てた

ものもあります．

萱間　軸足コーディングも，初めからちゃんと決まった枠組み，固定した枠組みなどありませんから，思い付いて消して，思い付いて消してということを繰り返しますよね．突然何かある方向のことを思い付いて，「行動レベルで見る」「ケアの中身のレベルで見る」と言いながら，突然「判断」に興味が湧いたりして（笑），2週間ぐらい深入りして止めたり…．

山本　何か思い付くとそれを一生懸命追いかけたりしますよね．

萱間　でもある日気付くんです．これはだめだって．

太田　でも，捨てるってすごくつらくないですか．これ1回まとめたら，今回捨てる部分を絶対もう一度検討するぞと思って…．

萱間　でも絶対やらないんですね（笑）．

山本　そうですね．だから私も「また別の論文を書こう」と思ったものはそのままになっています（笑）．

大川　そういう意味では，作ってみては「やっぱりこれは違うかもしれない」と試行錯誤をしながら，少しずつ概念と概念の関係性ができていくということなのでしょうね．ほかに何か軸足コーディングでご苦労があった点などありますか．

山本　コードの数が増えて手に負えなくなった，処理できなくなったと感じる時がありました．軸足コーディングに限らないのですが，だんだん分析が進んできてカバーしているデータが増えて，その結果，自分の頭の中のメモリがパンクして自分の気に入ったことしか入れて見なくなるような，そういったことが心配になることがありました．そんな時はときどき棚卸しのようにコードリストを全部改めて作ってみて，「ここのところやっていない」とか，もう1回データに戻って，「ここのところのコーディングは甘かったな」と反省して改めてコーディングしてみたりしていました．

(1999年9月24日)

要点：コーディング(2)
―オープンコーディングと軸足（Axial）コーディングの重なり―

- オープンコーディングと軸足コーディングは同時に始まると考えてよい．データに忠実に，しかし発想を広げながらコーディングを行う．このプロセスで軸足コーディングのために比較すべき事柄が浮かぶ．
- 理論的ノートには，概念化・概念間の関係性の確立につながる可能性のあることは，自分自身の思考のプロセスも含めて細かなことも記録しておいたほうがよい．
- コーディングには，初期からあらゆる可能性を検討し考えては捨てていく場合と，ある程度出そろったものを眺め渡してからする場合とがある．どちらも，絶えず概念が適切かどうかデータに照らして検討するプロセスである．

コーディング(3)
― 中核カテゴリーの生成とストーリーライン ―

山本則子・萱間真美・太田喜久子・大川貴子(司会)

■ 中核カテゴリー(Core Category)について

大川　今までのところで，オープンコーディングと軸足コーディングは並行しながらカテゴリーが固まってくるという話をしてきたかと思います．今回は，その先どういうかたちで進んでいったらいいのかというところをお話しいただきたいと思います．

萱間　中核カテゴリーはいつ出るのでしょうか．

山本　選択的コーディングの始まりですよね．

萱間　カテゴリーがだいぶ固まりになってきて，それをそうやってまとめてみた時に，それでどうも自分の見たいところはというか，これで見えているところはここであろうというような感じになっていくということでしょうか．

太田　そうでしょうね．結局カテゴリーの固まりがいくつか出てくると，自分が何に注目しているのかが自分の中で少し見えてきますね．

萱間　それがコア(中核)ですね．

大川　今選択的コーディングの最初の頃というお話があったのですが，いよいよ最後の選択的コーディングということにどういうかたちでもっていかれたのでしょうか．

山本　オープンコーディングと軸足コーディングがだんだん進んでくると，今話しているように大きなカテゴリーがいくつか出てきました．ここで，私の場合だいたい13-14人目のインタビューに一度目の詳しいコーディングを終わった頃から始めたことは，これらのカテゴリーを通して自分は全体として何を見ているのだろうか，「全体で見ると，これは一体何なのだろう，どんな名前を付けたらいいのだろう」と自問すること，出てきた大きなカテゴリーをまとめて見ようとすると，どんな言葉で表現できるのだろうかと考えるという作業でした．中核カテゴリーの選択にあたっては，すでに出てきたカテゴリーの中から1つが全体を統括する中核カテゴリーとして選定される場合もあれば，全く新しく作る場合もあるそうですが，私の場合は全く新しく作らなければなりませんでした．すべてのカテゴリーを自分の机の前に貼って並べてみたり，それをまた別の順序で並べ替えてみたりしながら，どのような名前が全体をぱっと一

言で言い表すかを検討しました．どのように表現すれば，自分が見ているものが忠実に描写できるかということでかなり苦労しました．最後のまとめのダイアグラムができるまで，たくさんのダイアグラムを書いてみました．これもまだ途中のものです（前項の図 9-11 参照）．図 9-11 の構成要素の 1 つひとつがカテゴリーなのですが，これを全部描いてみて，「じゃあ，この全体って何？」と自問するわけです．図 9-11 の一番上に書いてあると思いますが，"Caregiving Experience：Outline（介護経験の概要）" として "Constant attempts to come to terms with reality（現実に折り合いを付けようとする継続的な試み）" などと付けてみる．「現実に折り合う」という表現は結局論文のタイトルになったものなのですが，このようなダイアグラムを書いてみて，そのダイアグラムを説明するために中核カテゴリーを作るのです．

大川 全く新しく作らなければならなかったというのは，1 つずつのものはカテゴリーとしては出てきているけれど，それを机の上に並べてみた時に，それらを総括するような何か中核となるカテゴリーが必要で，それを新たに見つけて，中核カテゴリーとしたということですね．

山本 実は最後のダイアグラムはいろんなパターンを書いてみて，これは却下された図なのですが，中核カテゴリーの中の "come to terms with" という言葉はキーワードになっていきました．そんなふうに作り変え作り変えしながら中核カテゴリーの言葉を選んでいきました．このような図を書いているとカテゴリーの構成も変える必要が出てきて，もう 1 度カテゴリーを整理し直すことも度々で，本当に時間がかかりました．

大川 萱間さんはいかがですか．

萱間 私はケア技術の記述，つまりいろいろな領域のいろいろな技術を項目立てしていくことが目標だったので，全部を貫く 1 つという見方ではなかったのです．しかし，各領域でいろいろな技術があるなと思い，固まりがいろいろ出てくるところまでいくと，各領域の技術の中で，例えば患者さんのセルフケアのレベルが違うと技術の提供の仕方が違うとか，その患者さんの病気の病名によって違うとか，家族によって違うとか，入院形態によって違うとか，そういういくつかの背景によって提供する技術が違う部分が出てくるのがわかりました．その頃の理論的ノート（前出図 8-8 を参照）を見ると「何を援助しているか」という題を付けてあって，その下にすべての援助が並んでいるのです．援助しているに決まっているのだから，最終的には「何を援助しているか」なんていう名前になるわけはないのですが，何を援助しているかという問題設定がこの領域にはあると思いました．その人の試行錯誤を援助しているんだとか，試行錯誤は促せないから，ずっとそれを永続的に助けているんだとか，そういうバージョンがいろいろ出てきて，それの背景になるのがその人の病歴であったり病名であったり家族のサポートであるわけで，それで援助にはいろいろな領域があるということです．だから 1 つのものではないのです．

山本　例えばそれは中核カテゴリーにはならなかったのですか．「その人の試行錯誤を援助する」という．どのようにするかはいろんなバージョンがありますが，試行錯誤をどう援助する，ということでは．

萱間　しかし，試行錯誤を援助できるものと援助できないものがあるのです．人間関係的な領域，コミュニケーションや対人関係的な領域だとそこは重要なカテゴリーになってくるのですが，症状や薬効のモニタリングでは譲れないところがあるのです．そういうところではむしろ代償機能のほうが中心になって，「デポ剤を注射する」ということもあります．これは，あらかじめ患者さんの服薬能力の限界を前提として，こちらが定期的に薬を注射するというやり方です．そういうところは分けておかないと，機能として薬のところではこういうストラテジーがあるということが大事だと思ったのです．中核をそこまで広げて解釈するということはしなかったので，ボコボコといろいろあったのではないかと思います．目的があってしたことだとは思いますが，意識しないでやっていたので，うまく説明できません．

大川　そうすると，山本さんのように1つのものとして括って，中核カテゴリーというものを出すのではなく，援助の技術にはこういうものがあるということを出して，それが他の，背景となるものとどのような関係をもっているかというところでまとめていくということですね．

萱間　ええ．別々に見たかったのです．別々に見て別々に書いて，ストラテジーとしてそのまま示したかったのです．だから，そうではない視点でもう1度まとめるとしたら，恐らく中核になるものが見つけられると思います．しかし，私が臨床の看護婦さんに読んでほしかったのはその中身だったので，そこでまとめられなかったし，まとめたくなかったのだと思います．

大川　そのあたりは何を明らかにしたいのか，この研究で何を明確にしたいのかということによって違ってくるのでしょうか．

萱間　相手によっても違うと思います．例えば社会学の人たちに，精神障害者という人に対するコミュニケーションの1つの形態として看護を位置付けて，それでどういうやり方があるかということを示すのであれば，また別の結論があったと思いますが，私は臨床看護婦がある程度テキストとして使えるものにしたかったので，そこがそうならなかった理由ではないかと思います．

大川　研究課題が技術を明らかにしたいということと同時に，その研究の結果を使う方向性として，もっと上にある目的が臨床の看護婦さんに使えるもの，より具体的な技術を出したいということであったので，そういうかたちになっていったということですね．

萱間　それは研究目的というよりも個人的な願いであって，それが強すぎたかもしれないと今は思っています．

山本　それは結局，「自分が何を知りたかったのか」ということですね．

萱間　そうですね．リサーチ・クエスチョンの根本です．

大川　太田さんはいかがですか．

太田　私は中核カテゴリーを見つけていくプロセスというのは，明確にはわかりにくいところが自分自身の中にもあるのです．振り返って見ると，私は最終的には中核カテゴリーを「痴呆性高齢者のもっている確かさ」にしました．これが中核となるカテゴリーだという前に，いろいろなカテゴリーをまずリストアップしていって，その中の1つとして，介護者が事実を共有しようとする時に，老人の不確かさにこだわっているということが出てきました．それと同じレベルで，互いの境界線が曖昧だとか，溶け合っているとか，ぶつかり合っているとか，本人自身が自分からはわからないとか，「これはどういうことなのか」と自分から質問するとか，いろいろなレベルのものがたくさん出てきたのです．1つのカテゴリーもいくつかのケースの中から見られたものを寄せ集めてきていますので，それを元のデータに行ったり来たりしていきながら見ていきました．そうすると，カテゴリーだと思っていたものが，「自分がよくわからない」と介護者のほうに本人から問いかけているというのは，実は不確かさの最初に出てきたカテゴリーの中の，1つのパターンであったり，あくまでもこれは要素と考えられるのではないかと思ったりしました．本人の問題行動でカテゴリーとして取り上げ，介護者がそれをどう受け止めるかによってのいくつかのパターンがありそうだと思っていたのが，見方を変えると境界線の曖昧さやぶつかり合いということと一緒なのではないかというように整理をしていきました．それである程度整理してきて，老人と介護者の関係性として見えてきたものだけで全体を見てくると，自分らしくありたいと思うけれど，それができない高齢者がいる，介護者も本人らしくあってほしいというメッセージを常に出しているけれど，それがお互いにかみ合っていないという大きなずれがあると思いました．その根底にあるものは何かと考えると，高齢者自身の存在の不確かさではないかと思いました．考えて見ると，カテゴリーの1つとして出てきた言葉であると同時に，全体を整理していった時に，カテゴリー全体を通しているものとして，確かさ－不確かさというものがあるのではないかと思いました．ただし，カテゴリーの中でも，それは関係の中で見えてきた部分で，実は外しているものがあって，それは本人が今の自分自身のことを直接的・間接的に語っていく部分があるのですが，それは外してあるのです．だからあくまでも二者の関係性の中でのカテゴリーのまとめと，その中核は何なのかということです．

大川　それはやはり，研究の目的が二者の関係の中で何が起こっているかということを見たかったから，自分だけのことに焦点を当てているものは外したということですね．

太田　そうです．本当は自分としては残念だったのですが，とても研究を仕上げることができないのではないかということや，そもそもの目的が相互作用を明らかにしようということでスタートしていたので，そこで選んだということです．

大川　先程山本さんは，並べた時に中核となるものをまた新たに作られたということでしたが，太田さんの場合は，逆にいろいろなカテゴリーが出ていて，もう一度そのカテゴリーの関係を見ていった時に，今まで出てきたものの中の1つである「不確かさ」というものが中核に，根本にあるものだというように見えて，それが中核カテゴリーになったと考えていいでしょうか．中核カテゴリーが見えてきて，その後の最終的な結果はどのように進んでいくのでしょうか．中核カテゴリーが見えたら，それである程度結果が出てきたということでいいのでしょうか．

太田　中核カテゴリーが見えてきたら，もう1度中核カテゴリーを軸にしながら，カテゴリー全体の位置付けを考えてきました．

萱間　そこからがvalidation（妥当性の検討）になるのだと思います．その中核が使えるかどうかということをデータに当たっていく時期になるのではないでしょうか．

■ストーリーラインについて

山本　私にとっては，ストーリーラインを作るのが，中核カテゴリーを作るのと並行した，あるいは中核カテゴリーにはこんな名前がいいだろうと考え始めた頃の作業だったと思います．中核カテゴリーになったものをもう少し詳しく，半ページぐらいで言おうとするとどんな話になるかということです（図10-1）．そのストーリーラインの中に，論文で使う予定の主なカテゴリーが全部出てくるように作るように言われました．私は全体を把握するために図を使ってまとめたので，ストーリーラインでは図で表したものを言葉で説明していくことになるのですが，それには四苦八苦しました．文章では，1度に1つのことしか説明できないので，言ってみればできあがった図を一筆書きするようなもので，ストーリーラインは最も読者に分かってもらいやすい一筆書きを考えるようなものだったのです．ここで紹介しているのがVersion 4.0とあって，このあとまた，いろいろ書いたと思います．

大川　そうすると，中核カテゴリーを中核にして書かれている図を，そこに登場してくるカテゴリーでどのように…．

山本　どういう順番で説明していったら，全部のカテゴリーを含めて一筆書きが終了するかということを書かされたと思います．それがまた，論文の章立てになっていきました．

大川　他のお二人は，そういうストーリーラインはお書きになりましたか．

萱間　私は書きませんでした．それは先程お話ししたところと関係すると思いますが，自分としてはカテゴリーを出すところまでを目標にしていたので，それで終わりだったのだと思います．それに沿って書けばよかったのですが，最後にそれを統合して，考察の部分でただリストがあるだけだったら自分でも納得で

> **Memo on summary story about caregiving (ver. 4.0)(3/19/94)**
>
> This research discusses the on-going process of caregivers' **coming to terms with one's reality of having to take care** (core category).
>
> "Coming to terms with" means:
> - Maneuvering (modifying, changing, alterling, transforming, etc.) oneself and one's environment,
> - Through multiple experiences of "limit" (**dealing with limit**),
> - Based on one's ever-changing perception of reality of having to take care (see below),
> - In such a way that it does not make caregiver unduly miserable (**maintaining** *ikigai*),
> - With various reasons (**energizers**).
> - As a way of life. (In order to let the caregiver role (self as caregiver) stay (accepting, but not so always positive as "accepting") in one's life.)
>
> "One's reality" means:
> - The composite perception of one's everyday life which consists of (primarily):
>   **deteriorating condition of the elderly**
>   **accepting illness**
>   **changing relationship between c/g and c/r**
>   **availability of outer resources**
>   **authority level of one's own among the family members**
>   **changing societal norms**
>   and **inner resource of the caregiver**
>
> **Story**: One enters the role of caregiver with various conditions. As long as a caregiver is taking care of the eldely, she is at somewhere in the cycle of (1) caregiving is no problem, (2) caregiving is difficult but I think I can still continue, and (3) I cannot continue any more in a given circumstance, so I have to change something (**limit**). This cycle may quick or slow, cycling many or almost none, but everybody stays somewhere in this cycle in a given time. Every time they feel the difficulty of care and eventually reach the limit, they change either themselves or the environment so that they can continue their lives (**coming to terms with one's reality of having to take care**). If they can change the environment, they change it. When they cannot because of various conditions, they either change their belief about one's caregiving responsibility and accept the expanding load of caregiving (*akirame* & **pushing up limit**), or they change their belief about one's caregiving responsibility so that they can now change the environment (**approving limit**). In either case, there is a significant change either in the belief about one's caregiving responsibility. Due to this change, their perception of reality also changes. Eventually, however, it comes the time this cycle stops alltogether with various reasons, and the caregiver's life continues.
>
> (1) Overall flow

図10-1　ストーリーライン【山本則子】

きないのです．だから，ストーリーラインというかたちではなかったけれど，それらを網羅する概念のつながりのようなものと，これまであった理論とのつながりを考察では考えました．だから，考察を書く時に考えるわけではなく，カテゴリーが出来上がった時点で書いていきながら，これは何なのだろうかということはいつも考えていたと思います．それが自分の立場だったのではないでしょうか．

大川　先程話されていた背景，他の要因との関係というのはどこかで説明されたのですね．

萱間　私の場合は技術のところに図を付けてあるのです．私が見つけたのは2つの方向性で，それは各技術によって違うのですが，例えば対人関係の技術だったら対人関係におけるセルフケアレベルがどうか，社会性が高いかどうか，地域に長く住んでいるかどうかなどによっていろいろと変わってくるものだということで整理しました（図10-2）．これは実は論文の審査員から集中砲火を浴びた部分なのです．勝手に抽象的に，自分で適当に書いたのではないかと言われ

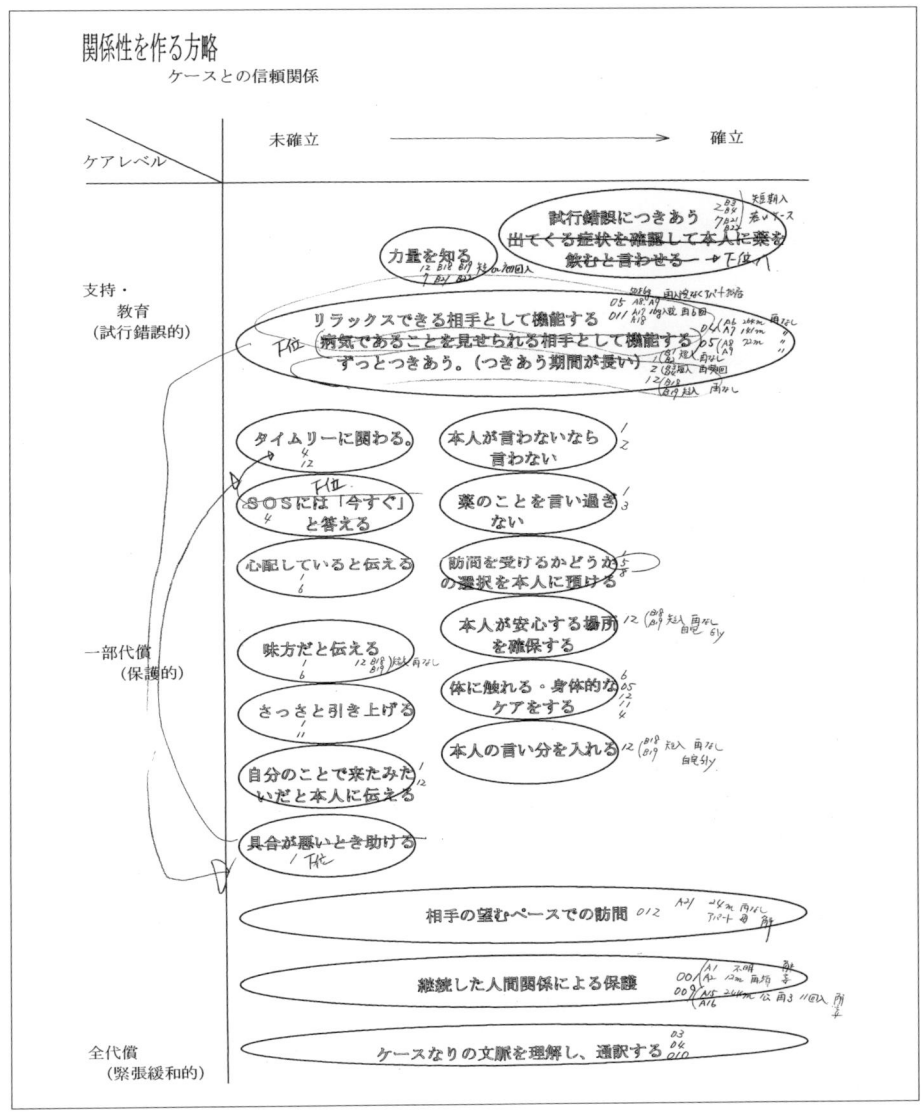

図10-2 カテゴリーの関係図【萱間真美】

　て．そうではなくて，私がやったのは元データのID番号に戻って全部配置をやってみて，このカテゴリーが出てきているのはこのデータでこのID番号の人だというのを全部入れていって，だからこの人は社会適性が低いと言えるとか，この人は総体的に見て地域での生活が長いから社会性が高いというような整理を全部やったうえで，それでこの意味のまとまりになるという作業をしたのだと．それは細かく見ていく部分と統合していく部分を行ったり来たりしていたところです．

大川　太田さんはストーリーラインに関してはいかがですか．

太田　一筆書きのようにまとめるということではしておりません．私は中核カテゴ

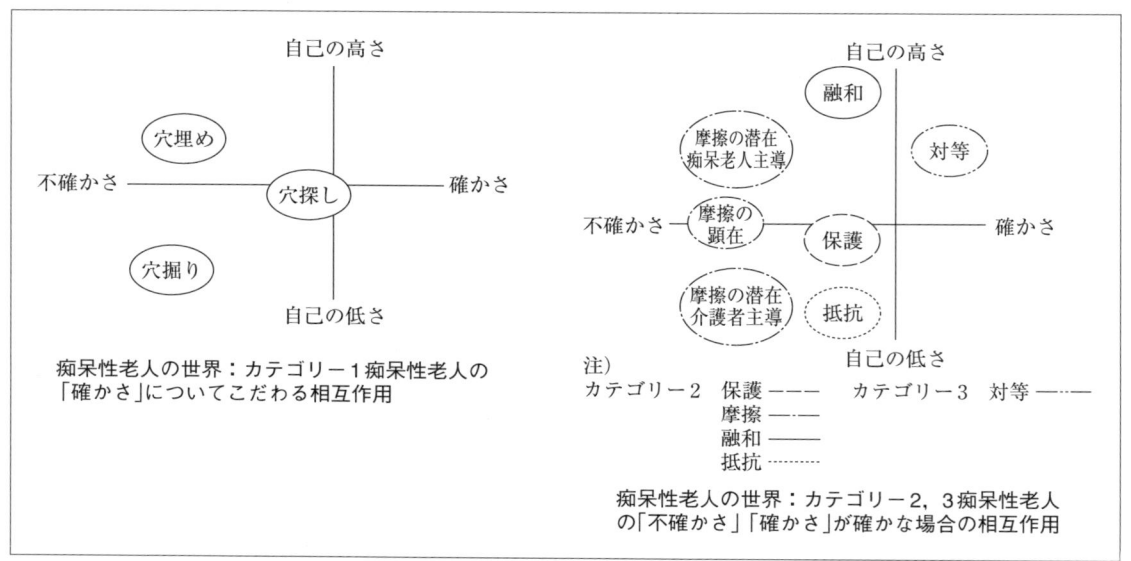

図10-3 カテゴリーと軸の図【太田喜久子】(看護研究, 29(1), 1996より)

リーが見えてきてからさらにカテゴリーを精練させていきました。最終的なものも1つひとつのカテゴリーが重複していないかとか、確かさへのこだわりの度合いがどのようにあるのか、ということを確認しました。そのこだわりの度合いも非常に強くこだわっている場合とそうでない場合というように、1つひとつのカテゴリーの特質は必ずあるという確認の作業をしました。そういうことをやっていきながら、先程本人の存在の不確かさが根底にあるのではないかということがカテゴリー間の基底にあるのではないかと言いましたが、存在ということと、確かか不確かかということが1つの言葉では表現できないのかもしれないということもあって、実は中核となるカテゴリーは1つではなくてもう1つあるのではないかと思うようになりました。それは相互作用の結果あるいはプロセスにおいて生じてくる本人の自己の存在の保ち方のようなカテゴリーが出てきたのです。そうすると2つの軸で、「確かさの度合い」という横軸と、「自己の保ち方」という縦軸のXとYの軸において、自分が見えてきたカテゴリーを位置付けて、どのように関係性が説明できるのかを図で表すと同時に、その図の説明は論文の中でも揃えるというようにしました(**図10-3**)。

大川　2つの軸からどのように説明できるのかということを図示するとともに、それを文章化していくということですか。

太田　そうです。

大川　少しずつパターンは違いながらも、見えてきたものの全貌を書くという作業をされたということですね。

(2000年2月4日)

要点：コーディング(3) ―中核カテゴリーの生成とストーリーライン―

- 中核カテゴリーを生成するには，すでに出てきているカテゴリー間の関係を説明しうる，上位の，あるいは中核になる概念を考える．すでに出てきているカテゴリー名が中核になる場合と，新たなカテゴリーを作る場合がある．
- ストーリーラインを作るということは，主だったカテゴリーをすべて使って中核カテゴリーについての記述をするということである．
- 分析を収束に向け，見えてきたものの全貌を，読者に最も理解されやすい形で書く努力は，説得力ある論文をまとめるために不可欠である．

11 妥当性の確保と結果の記述

大川貴子(司会)・萱間真美・山本則子・太田喜久子

■ 信頼性・妥当性の検討

大川　分析の後半にするもう1つの作業として，妥当性を確保するための手続きをされたのだと思いますが，そのあたりをもう少し具体的に，どういうかたちでなさっていったのか教えていただけますか．

萱間　内的妥当性ということで言えば，作業が別にあるのではなくて，今まで話したようなプロセスが，ある意味ではそれを表していると思います．例えば「これだけでは足りない」とか「もう1つ出てきた」とか「説明できない」という体験を繰り返すわけですね．何かを図に組み立てようとする時に足りないものがあると崩壊してしまうので，何度も崩壊させて崩壊しないものを探す．それが内的妥当性の確保という作業だと思います．外的にということで言えば，書いたものをこの段階でいろんな人に見てもらって，これで意味がわかるかとか，学位論文の場合は，これで審査員と想定される人たちにわかってもらえるだろうかとか，私の場合はそのあたりの折り合いをスーパーヴァイザーに付けてもらったりしました．外的妥当性は，どこに論文を出すのかによっても異なるでしょう．誰に見てもらうのか，ピアレビューのようなかたちにできるのか，文章化したものを送って返してもらうのかなど，場によってやり方は縛られると思いますが，内的なものは自由に頭の中でやっている気がします．

山本　それは信頼性の検討とは少し違うのでしょうか．

萱間　そうですね．でも外的な妥当性と信頼性の検討というのは，重ならないでしょうか．

山本　概念的には異なると思うのですが，今お話を聞いていて，手続きとしては重なるような気がしました．

萱間　同じことを言っているのかもしれませんが，ある程度カテゴリーを確定して，それが信頼性があるかどうかということの検討と，妥当性を外的に見ていくというのは，中身はまだ確定しない段階で動かしながらやっていきますね．私はその要素を2つともずっと引きずりながらやっていったような気がします．

山本　私自身は内的妥当性，外的妥当性，信頼性といったかたちでの verification

（確かめ）を想定しておりませんでした．私がやったのは，私を介護者の方々に紹介してくださった施設の方や保健所の保健婦さんたちに，しつこかったかと思いますが，自分のそれまでの分析を送り続けていって，フィードバックをもらっていたというプロセスに尽きます．これはできあがったものの妥当性の確認というとらえ方ではなく，分析プロセスの一部にデータを多角的に検討する視点を入れることで，より良い概念や枠組みを形成してゆくねらいをもつものです．継続的な分析プロセスの一部であって，最終産物の評価を目的としたものではありませんでした．本当は介護者の方たちに戻したかったのですが，米国にいたという物理的な制約もあって，そこまではしていませんでした．最終産物を内的・外的妥当性，信頼性という見方で評価していないという点では，私の論文はそのあたりが弱いと思います．

萱間　その領域にかかわっている人に絶えず返していったという意味では丁寧な仕事ですね．そこのところが抜けている論文が多くて，時間切れとか，しつこく思われるのが嫌だとか，アクセスできないとか，それぞれいろんな理由があるのですが，そこがないと説得力を確保していくのが難しいですね．

■ 質的研究の評価基準

太田　1つは信頼性，妥当性ということを質的研究の方法論において，きちんとしておかないといけないのかどうかということがありますね．そもそも研究における信頼性・妥当性の検討の必要性というのは，演繹的な研究の中で言われてきたことだと思います．ただ，質的研究は1つの科学的な方法であって，ちゃんとステップは踏んできたということを自分だけが納得し得るのではなく，それをどう示していくかということですね[*1]．

萱間　課題ですね．Grounded Theory Approach が日本で学位論文を通るようになってきた理由として，他の質的研究に比べてコーディングのプロセスが見え

[*1]：いわゆる自然科学における演繹的研究（実証的研究）では，世界は安定しているものとしてとらえ，反復可能で，歴史的・文化的文脈に関係なく唯一の真実が存在し，因果関係で説明でき，測定可能な変数によって実証できることを前提としている．よって，測定された結果は外生変数の影響ではなく，その研究の独立変数によって起こっていると言えるかという＜内的妥当性＞や，その結果はその研究で用いた対象以外でも一般化できるかという＜外的妥当性＞，繰り返し同じ結果が得られるかという＜信頼性＞が研究の評価基準となっている．しかし，質的研究は，物事は歴史的・文化的背景によって変化するものであるという世界観に立脚しており，演繹的（実証的）研究の前提とは異なる．よって，前提の異なる研究で用いられている＜妥当性＞＜信頼性＞という基準をそのまま質的研究に持ち込むことに抵抗を感じる研究者も多い．そのような理由から，質的研究においては＜Credibility：結果が信じられるものであること＞，＜Auditability：他の人が，その研究の研究者がたどった"分析の跡"を追っていくことができること＞，＜Fittingness：結果がその研究を行った場以外でも，"フィット"していること＞という言葉で表現された基準も存在する．【大川】

やすいと思われた，それが正しかったかどうかは別として，そのように思われて認知されたということは確かにあると思うのです．一次コードが何百個出てきた，何千個出てきたと述べるのは，その数字に意味があるからやっているのではなくてセレモニーなのです．量的研究を絶対視する研究者は基本的に質的研究を信じません．これは悲しいかな事実だと思います．だから，「勝手に自分が出しているんだろう」などと言うわけです．それに対して，「そうじゃない．私たちはデータをすごく丹念にあたって，そこから出てきたんだ」ということを表す指標のようなものとして示してきたのです．量的研究を絶対視する研究者たちが，「そうしてやっているんだったら信じてやってもいいよ」と言うように…．Grounded Theory Approach はそこがわりと見えやすいのではないかという，ある意味での誤解によって認められるようになった皮肉な結果なのですが，そこを「質的研究なんだからしなくていいんだ．私たちにわかればいいんだ」の世界になってしまうと，なかなか今の現状では論文として通していくことが難しいので，その誤解の良い部分はうまく使えばいいと思うのです．だからと言っていつまでも「何千個やりました」と意味のない数字を出さなければいけない環境にしておくのは良くないと思います．だから，そのへんは独自の基準を，審査の時の基準，評価の時の基準というものを，私たち自身が「これぐらいの努力がされていればいいんだ」というものを出していかなければいけないのではないかと思います．

山本　コード数については，日本に帰ってきて初めて「こういう書き方をするんだ」と知って面白かったのですが．

太田　数で出すことですか．

山本　はい．私が習ったコーディングの方法だと，同じデータに何回か戻ってきて，そのたびに違うコーディングをしたりするわけです．だから最終的に何個かというのはほとんど意味をなさないもので，コード数を数えるというやり方は見たことがなかったのですが，そういう話を聞くとそれなりの経緯があって発展してきたのだろうと，今，理解できました．

萱間　ストラテジーなんです．

山本　通過儀礼というか，それがあれば許してもらえるようであれば，便宜的な手段としては理解できるような気がしますが，それが規範になってしまうとどうかなと思います．

萱間　それを規範にしてはいけないと思うのです．けれど，量的研究・質的研究を問わず，データに忠実にきちんとした分析をやったんだということは，何らかのかたちで示すべきだと思います．あの変な数字に代わるものを，ぜひ提案していきたいという願いがあります．

山本　これは妥当性の議論から少し離れるかもしれませんが，質的研究の評価にあたっては，「この概念や論文は新しい見方を確かに提供してくれる」とか，あるいは「この人は本当に対象を知っているな」とか，そういう説得力が大事だ

と思います．木下康仁先生のお話*2 と似ているのですが，そこの大切さをもっと強調していく必要があると思います．いくらデータに基づいて，いくつもデータがあったとしても，出てきた概念や理論が「今まで見てきたものと何が違うの？」ということになってしまったら，それは価値の少ない研究と評価される．このような評価基準ももう少し認識される必要があると思います．逆に言うと，いくら質的研究がわからない人でも，それだけの説得力をもった論文であれば，読む人が読めば納得できると思います．データで示すとともに，内容に説得力をもたせる文章力が，自分を含め質的研究を志す人の課題かと思います．

太田　あえて言えば，質的研究における信頼性というのは，カテゴリーがどのように出てきたのか，例えば私が訪問を1回ではなく3回ぐらいしようと思い，ある程度の回数を重ねて見えてきた結果として，同じパターンのインタラクションが繰り返されているということがありました．要するに，どちらかというと自分が見ているデータの収集の仕方に焦点があるのかもしれません．

山本　それはいわゆる再テスト信頼性ですね．

太田　そうですね．だからただ単純に訪問回数だけではなく，人を越えて，数を越えて何回も共通して見えてきたとか….

萱間　それは全く同じフレーズが何回出てくるということではなくて，とらえた現象の普遍性みたいなものですね．もっと広い意味の．

太田　そうですね．カテゴリーとしてという意味です．妥当性はその解釈ですね．それプラス，今言われた独自性というか，新たに見えてきたところは何か，ということも含んでいるのかもしれません．

山本　評価する時の基準として，その研究がどのような新たな知見をもたらしたかということ．量的な研究でも，確かに信頼性，妥当性の認められた研究だとしても，出てきた結果の何が新しいのかわからないということはよくありますね．それと同じことが検討されなければいけないと思います．おそらく質的な研究では，新しい概念，すなわち，ものの見方とか，理論，枠組みといったものの新しさが重要な評価基準ではないかと思います．

萱間　新しいと思わせる表現の仕方，書き方があると思うのです．パワフルなストーリーができたとしても，今の日本でいきなりそれを出すと拒否反応を示す人がたくさんいるので，押し出していきながらも，データも示していくという書き方が工夫されていかないと，結局は変な数字に頼ることになってしまうのです．

---

*2：1999(平成11)年11月にGrounded Theory研究会主催で，木下康仁先生(立教大学社会学部教授)をお招きし，Grounded Theory Approachの基本的特性などについてお話しいただいた．著書『グラウンデッド・セオリー・アプローチ；質的実証研究の再生』弘文堂，1999を参照．【大川】

山本　そこは便宜的にデータを見せていくということでしょうね．どのくらいデータを示すかとか．知見をどのように表現するかは，誰に向かって書くのかによって決める必要があると思います．

■ 分析結果の確認

大川　分析を終えて，今度は論文にして結果を提示する時に，どのような示し方をしたらいいかというところに話が移ってきていると思うのですが，1点だけ確認させていただきたいと思います．妥当性の部分で，中核カテゴリーがおおよそ見えてきた時に，データが本当にそのことを支持するかどうかの照らし合わせをするかと思いますが，その時に，今までに収集したデータがそれを支持するかということを確かめると同時に，それを確認するために新たにデータ収集をして，そのカテゴリーで説明がつくのかどうかという検討はされたのでしょうか．

山本　私自身は物理的な制限から新しいデータを収集できなかったので，それは今までにあるデータをもう1回見直すというところでした．

萱間　私の場合は，分析作業を終えなければならない時期というのがあって，ある程度まで整理していったのですが，やりきれなくて物理的に残っていたデータがあったのです．残っているデータを分析する時に，これまで得られたカテゴリーで説明しきれるかどうかに焦点を絞って分析することはやりましたが，そこで対象者数を増やすというのは，よほど時間の余裕がないと大変かなと思います．

太田　私も同感です．カテゴリーがある程度出てきて，これが中核カテゴリーではないかというのを，後半のまだ分析していないデータを使って確認しました．そういう意味での確認はしているのですが，改めてのデータ収集はしておりません．

大川　今までに収集していたデータと照らし合わせて，本当に自分が抽出してきたカテゴリーあるいはストーリーで説明がつくのかどうかということを確認されたということですね．

萱間　この時期に結構いろいろな人に話して回っていたと思います．自分の友人でこの領域に詳しい人たちに話してみて納得してもらえるかどうかとか，それは公式にやったのではないのですが，「そうだよね」という反応を求めていたような気がします．

大川　それは先程山本さんが，そのことに関して熟知されている方に分析の結果を見てもらって，「確かにそうだね」と思えるかどうか確認されたと言われていましたが，それに近いかたちですね．

萱間　そうです．いくら頭の中で概念ができていても，論文だから人に読んでもらわなければいけないので，表現した結果としてわかってもらえるかどうかが大

事だと思います．だから，論文の制作に近づいてきた時点でそれをやるというのは，概念の段階でやるのとは少し違う意味があると思います．

大川　どのように表現したら，自分が見えてきたと思うことを他の人に伝えていけるかということですね．

萱間　それは審査もにらんで，例えば自分が思ったままのことをガーッと言ってみたら指導教官にどういう顔をされたとか，全然わからないという反応だったとか，少しバージョンを変えてみたら良かったとか，そういう"あたり"を徐々に付けていくのだと思います．不純だとは思いますが(笑)．

結果の示し方

大川　論文として言葉で表していく過程で工夫なさった点や注意された点はありますか．

山本　私は，中核カテゴリーはこれかな？と最初に思ってから，論文の第一稿を書き終わるまでに，半年ぐらいかかりました．自分が頭の中でわかっていることと，それを書くということの違いを感じました．どうやって工夫したかというのは説明が難しくて，夜中に書いて，「いける」と思っても朝見るとわけがわからないとか(笑)．とにかく全体の流れを何回も書いてみることしかなかったと思います．どのカテゴリーを最初に説明すれば話が通じるのかとか，何をどのように表現したらいいのかということに非常に苦労しました．

大川　自分で納得できて，一番自分に見えてきたと思うものを表現していくのですね．

山本　ストーリーラインも何回も書き直して，それに沿って論文を書いてみるのですが，うまくいかなくてストーリーも書き直すということの繰り返しでした．ストーリーラインの苦労とオーバーラップしているのですが，それに沿って書いていったので…．論文として表現するのは本当に難しかったです．

太田　そのプロセスは指導を得ながら書き直しをされたのですか．他人の目でも見てもらって，相手がわかるようにと．

山本　2週間に1回は担当教官や他の指導者に会ってコメントをいただいていました．2週間のうち，最初の1週間で新しい作業をしてそれを提出し，次の1週間で教官がそれを見てコメントを作り，面接して話し合って持ち帰って再度作業をするという繰り返しでした．頻度にばらつきはありましたが，このようなフィードバックは，4人の論文指導者すべてからいただいていました．

太田　私などは，例えば前に説明したような関係性の図(p 116 図 10-3 参照)で示したようなものが明らかになって，こういう方向で行こうと決まったら，後は早く書いて提出するしかなかったのです(笑)．だから先日の木下先生のお話ではありませんが，無味乾燥な，それこそ目的，方法論，定義があって，ボンと出てきたカテゴリー1つずつについて説明して考察していきました．考察で

は，理論付けもしながらということで，こういうことなのかなと自分で考えが広がったり深まったりしたところもありましたが，練り直して文章化し，記述していくということに時間を割くことができませんでした．

山本　私はただひたすら書いて，それをプリントアウトして，このブロックはこっちに来たほうがいい，これはこっちに来たほうがいいと，プリントアウトとにらめっこしながら書き直しの繰り返しでした．

大川　分析をして，結果の全体像を自分の中で「こうだ」というところにもっていくまでも大変ですが，それを文字として人に示していくということは非常に大変ですね．

萱間　私の場合は最初から人の目を意識してというか，カテゴリーの出し方自体が，臨床の看護婦さんに見せてもわかるようなカテゴリーを出しているので，そこのところはあまり苦労しませんでした．カテゴリーの説明というのは本当にプラクティカルなことでした．「これはこういう時にこうやって使うものだ」というように．一番エネルギーをかけたのは，そのカテゴリーを代表するデータを選ぶことだったのです．データをできるだけたくさん貼りたかったのですが，サブカテゴリーの数が多いので，1個につき1個しか出せない．それから，東大には「論文は短いほうがいい」という文化があって(笑)，長くすると文句を言われるので長くはできない．だから本当にコアを表す「これだ」というものを選ぶという作業があったのですが，それは結構楽しくて，本当に「これなのよ」というものがあるのです．各カテゴリーに思い入れがあるので．それを見つけて貼ってピッタリいった時には嬉しくて，書く作業自体はツルツルッと進んでいったと思います．各カテゴリーにデータを3種類ぐらい貼ってみて，自分でも何回も読んで，これが一番良いと思うものを残していきました．最終的には薄くしなくてはならなかったのですが，データを選ぶという作業と同時に，Grounded Theory Approachで論文を書くうえでは，思っているストーリーやコアの表現と同時に貼り付けるデータの量も大事だと思います．あまり冗長になってしまうと皆データを読んでくれなくなるので，まさにそのカテゴリーを表すものを選ぶというのが重要だと思います．

■結果・考察・示唆(implication)

大川　私自身は現象学的アプローチを使ったのですが，日本では現象学的アプローチを用いた研究論文はGrounded Theory Approachを使ったものよりも少なくて，どういうかたちで結果を提示したらいいのかわからなかったのです．最初，出てきている結果に全部データを貼り付けていったら，それだけで200枚を超えてしまって，それをどうやって提示するのがいいのか非常に悩みました．結局考察の部分を書いて，考察の内容を述べていくのに一番力強いデータを残していくというかたちで示しました．考察と結果の部分をどのようにもっ

ていったらいいのかが難しくて，私の論文は「結果・考察」という項がないのです．聖路加看護大学の修士論文で「結果・考察」という言葉がない論文を書いたのは私ぐらいなのかもしれませんが，話題にしたいテーマを章立てして，それに結果も考察も含めて書いていくようなかたちになりました．そういう意味では，私に見えてきたものをどういうかたちで提示するのが一番良いのかという点で苦労しました．それは Grounded Theory Approach でも現象学でも，他の質的研究方法をとっても共通する部分なのかと思います．

萱間 それは出す先によるのではないでしょうか．例えばストーリーをすごく評価してくれる大学に出すのであればそこに力を入れて書くでしょうし，「結果・考察が一緒なんてとんでもない．そんなの論文じゃない」というところに出すのであれば，無理やりにでも別にしなければいけないけれど，そうではなくちゃんと読んでくれて，プロセスを評価するというところに出すのだったら，それはそれで出せますよね．

大川 私は最後の1週間ぐらいで200枚を超える結果を，これはいくら何でも審査の段階で読んでもらえないということになって，結果と考察という項目がない論文が審査に通るのだろうかと，いささか不安になりながらも苦肉の策で出しました．無事修了できてよかったと思っております．

山本 質的研究の分析の中心は現象に対するコーディングですが，一方コーディング自体が，現象を研究者が考察し，解釈した産物なわけですよね．そう考えると，結果と考察はなかなか分けられない部分があって苦労すると思います．私自身はそういう制限がないところだったので，結果と考察は一緒でした．ただ，最後に implication(本研究からの示唆)を付けました．この研究において得られた知見が意味するものということで，理論的な示唆と，看護実践に対する示唆と，看護研究に対する示唆はどうであったかということをそれぞれ書きました．そこはノイエス(新たな知見)がどこなのかということを示す部分だと思います．

大川 結果・考察に関して，確かに提出する先で読んでもらえるかどうかということは大事かと思いますが，やっていていかがでしたか．結構明確に分けられるものと思われたのか，分けるにしても苦労されたのか….

太田 私は論文の流れを，1つずつカテゴリーを説明した後，何をきっかけとしてカテゴリー間の移行が起こるのかということ，カテゴリーに関連する要素は何かというように，結果に含めるものをはっきり自分の中で位置付けて説明していきました．それを決めるまでは大変でしたが，決めると1つのやり方の繰り返しでした．考察では中核カテゴリーを中心に，関係性に関する理論との兼ね合いや，この結果がどのように使えるのかを見ていきました．

大川 ご自分の中で，結果の部分はこういうフォーマットで書こうということを決めておられたわけですね．

山本 論文の目的とするところによって書きやすい場合と書きにくい場合があると

は思います．新しい概念を作り出すことが目的の場合は「これがカテゴリーです」と，1つひとつの引用をデータを入れながらリストアップしてという感じで書きやすいと思います．

萱間　私の場合は，結果がすでにクリニカルな状況に出す示唆だったわけですが，ストーリーラインを作っていないので，考察で理論に結び付けて，これまであったものと新しいものをそこで統合しようとしました．私は，結果はできるだけ具体的に人に見えるようにして，考察は自分なりに理論とのリンクを考えたつもりです．示唆を考察の最後のほうに書いてあるものが形態としてはよくありますね．どういうふうに貢献できるかとか．その点についてはリサーチ・クエスチョンによっても，そこを新たに付け加えなければいけないのか，結果全体を使ってそれを述べればいいのか，考察全体を使ってそれを述べればいいのか，比重が違ってくると思うのです．ただ，割合とその部分はおざなりにされがちで，示唆は包括的なことを適当に書いてしまって，そこで突っ込まれるというのはよくあることのように思います．リサーチ・クエスチョンに対応し，しかもデータに対応したところまでしか示唆はできないはずですね．自分の見つけたものは何が新しくて，それをもって何が言えるかということをしっかり書いておけば，量は少なくてもインパクトがあって，それはノイエスがあると示せるところかと思います．

■ 雑誌への投稿

大川　テーマや提示する相手が誰なのかということによって，論文全体の章立ての仕方は違ってくるように思いました．今のお話はかなり学位論文の時のことが中心になっていたかと思いますが，例えば学会誌に載せるという時にはさらに制約があって，どこまでどういうかたちでデータを載せていっていいのか，私もかなり迷ったのですが，そのあたりのことについては何かご意見があればお聞かせいただけますか．

山本　投稿先の文化というか習慣によって，論文のスタイルにかなり違いがあるように思います．限られた経験からは，医学系ほどデータで示すことを期待され，社会科学系は逆に抽象レベルでの概念の説明や理論化をより要求するような気がします．

太田　原著論文で出す時は枚数制限がありますよね．だから，自分の論文としてどこに焦点を当てて出すか，そのへんはどうしても選択せざるを得ないのかなと思います．

萱間　どの学会誌にも同じことを期待するのは無理だと思いますので，それぞれの学会誌の性質に合わせた部分を出す．私は2つに分けて，1つは医学系の学会誌に出して，1つは看護系のあまり枚数制限を言われないところに出しました．その学会に Grounded　Theory の専門家がいて，査読の段階で Grounded

Theoryの論文にしてはデータが少なすぎると親切に言ってくれたので，ギリギリまで削っていたのを復活させることができてありがたいなと思ったのですが，どういう査読者に当たるかによっても求められるものが違ってきてしまいますね．

大川 何に焦点を当てて何を示していきたいのか，それによってどこまで，どういうデータを入れるのがいいのかということも考えなければいけないし，もちろん投稿先，あるいはその時の査読者によっても違ってくるということですね．

萱間 私は，今は質的な研究に査読者としてかかわることが多いのですが，その時に思うのは，学会誌の枠自体も「初めにそれありき」というものではなくて，質的研究の時にはこの程度までいいんだとか，そういうガイドラインを量的研究とはまた違うかたちで作っていくように質的研究者としてちゃんとしていかないといけない．環境を整えていかないと，いつまで経っても無理に合わせていかなければならないので，そのへんは査読をする者の責任としてやっていきたいと思っています．

(2000年2月4日)

要点：妥当性の確保と結果の記述

- 質的研究方法を用いた看護研究論文を書くにあたって，研究者自身が努めなければならないことは，「読ませる工夫」を惜しまないことだろう．量的研究の論文とは記述方式が異なってくるために気になるであろうポイントは以下の通り．
  - 信頼性・妥当性の検討については，量的研究とは拠って立つ哲学が異なることを踏まえて論破してゆく必要がある．ただし，妥当性や信頼性の確保をどのように行うか，研究者自身の厳しい判断が大切であろう．その手続きを踏んだか否かが論文の説得力を左右する．
  - 質的研究の結果・考察の表し方は，その論文に想定される読者によって異なり，一律な基準はない．しかし記述の形式がどのようなものであれ，研究の評価基準としては，データに基づいた解釈の説得力，研究自体の意義，ノイエスのインパクトが重要である．これらは自ら立てたリサーチ・クエスチョンにも戻って検討する必要がある．
- 学会発表や論文など質的研究の発表の場において要求される記述内容や形式は，投稿先や個々の査読者によって異なっているというのが現状である．質的研究を看護研究の中に位置付けるための環境整備も，課題である．

参考文献

1) Bowers B:質的研究；科学か，それとも単なる学問か．看護研究，26(4)，3-13，1993
2) Leininger MM:Qualitative Research Methods in Nursing，1885(近藤潤子，伊藤和弘監訳：看護における質的研究．医学書院，1-32頁，1997)
3) Sandelowsky M:The problem of rigor in qualitative research. Advances in Nursing Science, 8(3), 27-37, 1986

第3章
分析の実際

　この章はGrounded Theory Approachを用いた研究を実際にどのように展開するのかについて，より多くの方々と共有し，討論するために開催した2回の交流集会の記録と，その成果をまとめたものです．交流集会では，コーディングのやり方や解釈という分析の実際について，提供していただいたデータに基づき，データ提供者・研究会世話人・参加者たちの具体的で活発な意見交換がありました．この2つの交流集会を振り返ってのコメントも付します．

1999年と2000年の日本看護科学学会学術集会中に開催された交流集会より．
1：初出＝Quality Nursing 第6巻3号(2000年)
　　連載名＜座談会＞Grounded Theory Approach
　　を用いた看護研究実践論(第10回)
2，3：本書のための書き下ろし

オープンコーディングと軸足（Axial）コーディングの実際
～第19回日本看護科学学会学術集会交流集会から～

山本則子・太田喜久子・萱間真美・大川貴子（司会）
上野昌江（データ提供）

太田 本日はこのようにたくさんお集まりいただきまして本当にありがとうございます。私たちは，約半年前の7月に，Grounded Theoryについての研究会を立ち上げ，活動を続けているのですが，その研究会の中で，「Grounded Theoryを用いた研究をどのように行うのか，実例を用いてやってみたい，学びたい」というご要望がたくさんありました。そこで本日このような場で，分析方法の一端を皆様と共に展開してみたいと考えております。本日の交流集会主催者側のメンバーは，データ提供者の上野昌江さん（大阪府立看護大学）のほか，研究会世話人の山本則子，萱間真美，大川貴子，太田喜久子です。司会は大川さんにお願いします。

大川 早速セッションに入りたいと思いますが，始めるにあたりまして，今日の会の主旨について，萱間さんのほうから少し説明させていただきます。

萱間 皆様こんにちは。私たちは質的な研究を拝見する機会が多くあるのですが，一番問題点として感じるのは，データから最初のコーディングをする時に一気に抽象度を上げ過ぎてしまい，さらにそのコードだけを見て，もうデータに戻らないまま抽象度を上げていくという作業をしていらっしゃるということです。これまでの解説書を読んだ時の印象として，コーディングは一次，二次そして最後のコーディングと，一方通行で直線的にいくようなイメージがやはりあるのかなと思うのですが，そうしてしまいますと，もうすかすかカラカラという状態で，結果として出来上ったものが，これがなぜ新しいのか，なぜ研究をするに値するものであったのかというような状態になるのを多く目撃してまいりました。私たちは，分析のプロセスは行ったり来たりで，帰納的方法であると言いながら帰納的に出したもので演繹的に証明できるかを見たり，らせんみたいになったり，らせんよりももっと汚い形でうんと後戻りしたりというような，決して一方向ではないという実感を得ています。今日のセッションは時間に限りがありますので，それほどたくさんのことはできませんが，どのくらい後戻りをするのか，そしてどのくらいデータに戻っていくのか，一方向でないのかというあたりを，私と山本さんが対話をしながらやってみたいと思っています。

■ 研究課題と事例の背景

大川　では，今回データを提供してくださる上野さんから，このデータがどのような研究テーマで出されたものであるかを先に少しお話しいただけますでしょうか．

上野　私は専門領域が地域看護で，子どもの虐待への保健婦の支援について研究をしています．保健婦の援助というのは目に見えにくく，例えば家庭訪問を何回したとかそういう量的なものはあっても，ケースが変わったかどうかというところの質的な評価はなかなかできていないのが現状です．その評価の方法論がなかなか見つからずに今まできていました．ある時，米国の母子保健の文献で，保健婦へのインタビューをまとめたものに出会い，私も保健婦の虐待の援助に関するインタビューを始めました．10人へインタビューしたものを少しまとめ発表しましたが，抽象度を上げすぎたのか，深まっていないという問題を私自身が感じました．分析の過程の特性や次元などの展開が私の分析の中になかったと思いますので，そのへんを私としては学べたらいいなと思っています．研究方法は，保健婦さんへの面接調査です．1人1時間から1時間半ずつで，今までに虐待で援助をしたケースについて，援助プロセスを話してもらいました．その中で，保健婦がどのような状況でどのように判断をし，援助をしたのかを詳しく聞いていきました．今日紹介するケースは，2事例から抜き出しています．1つはお母さんに精神疾患があり，出産直後に出産病院から保健婦に連絡があったケースです．とても育児ができない状況ということで，子どもはすぐに自宅に戻らないで施設に入りました．その間に保健婦は保育所の調整，近隣のサポートの状況などを確認しています．保育所には3ヵ月の時点で入れるようになり，施設から連れて帰っています．

萱間　面接の場面というのは，上野さんと保健婦さんが向かい合って，どういう質問をされてこういう話が出てきたのでしたっけ．

上野　この方は保健婦として経験年数が20年以上で，虐待への援助もよくされています．会話の中で保健婦が，何らかの判断の話をされた時に，「これは私の直感かなあ，直感も大事よね」という話をしていたのですが，「でも直感を少し文章化しなくては」と言ったらば，この場面の話が出てきたのだと思います．

萱間　上野さんがいつもおっしゃることは「やっぱり保健婦さんは長年の経験から独特の直感とか勘をもっていらして，どうもそこがありそうだ」ということでした．だからこのデータを見る時の上野さんの関心の中心的なことにあたるのだと思うのです．

上野　ええ．もう1つのケースは，母子家庭でお母さんにアルコール依存症と薬物依存があるケースでした．お母さんがアルコールを飲んで家に閉じこもると，

子どもへのケアが全くできなくなり放置しているということで，保健婦に相談がありました．子どもの保護が必要と判断する根拠となったのは，子どもを保育所に初めて連れていく日にお酒を飲んでいたという状況です．

◾️ コーディングの実際

山本　それでは，紹介していただいたデータのコーディングに入ります．Grounded Theory Approach で初めの頃に行う分析の1つの例と考えてください．ここで紹介するのは分析の一番初めの頃に使う手法，line-by-line coding の1つのやり方です．これは「できるだけ詳細に一行一行細かく見る」という意味で，言葉の1つひとつに対するコーディングです．声のトーン，話者の表情，沈黙，笑い，「えーっと」などといった，言葉以外の表現も含め，丹念に一言一言にコードを付けていきます．

今回やろうとしているのはごく初めの頃のコーディングで，この段階ではまだ，分析の手がかりになるコードリストも作られていませんし，どのような概念が出てくるか，全くわからない状態です．ただ，「ここでは何が起こっているのか？」という問いが頭にあるだけです．分析者はここに至るまでに，このインタビューを全体に読み，何が語られているかの全容をまず把握します．そのあと，特に細かく分析したい部分に，これから実施するような形のコーディングを行っていきます．まずこの図に挙げたデータ X の内容を検討します（図1-1）．

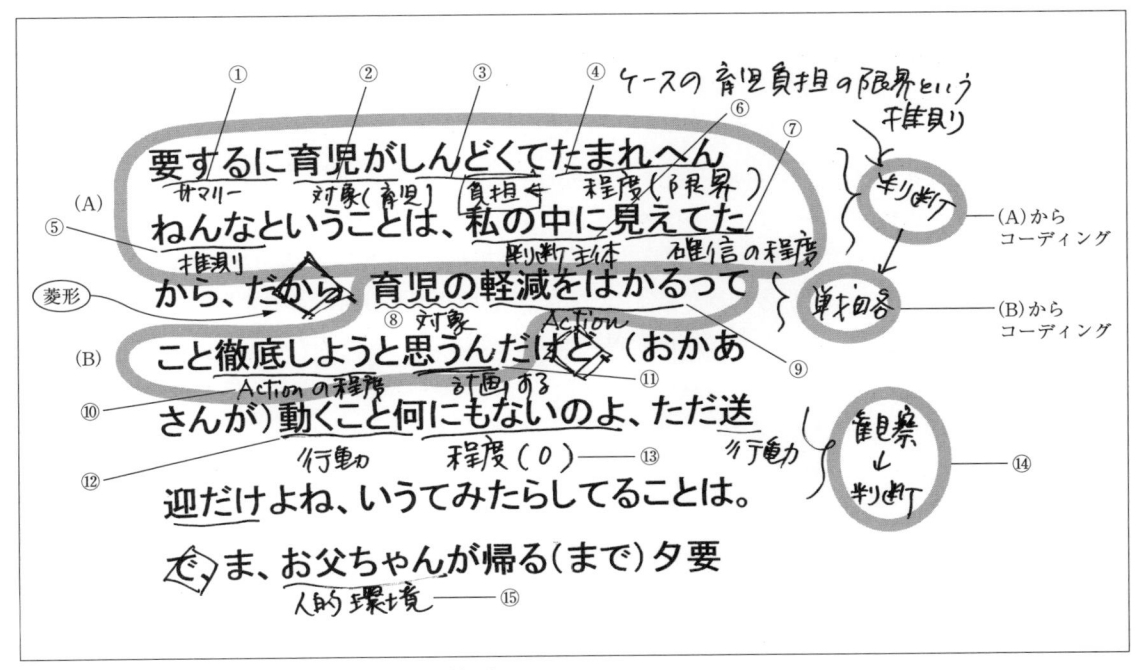

図1-1　データ X のコーディング（オープン・軸足）

「要するに」(①)は「サマリー」とコードし，「育児が」(②)には「対象」と付けました．「対象」の中身として「育児」なんだなというのがここでわかる．それから「しんどくて」(③)というのは「負担感」というコードになるかなと思います．次の「たまれへん」(④)というのは，この負担に関する「程度」とコードできると思います．この中で，この「負担感」の特性の1つが「程度」で，その中の次元がどこにあるかというとこれは「もうたまれへん」，最後の究極のところまできているので「限界」とカッコ付きでコードしてみました．「たまれへんねんな」の「ねんな」(⑤)ということは，これだけのことを保健婦さんが「推測」していることを表していると考えてそのようにコードしました．「私の中に」(⑥)というところでは，「推測」しているのが保健婦さんであると考えて「判断の主体」とコードしました．「見えてた」(⑦)という部分は，判断をする時にもいろいろな判断の仕方があるけれども，これは「見える」すなわち明らかであったのだと解釈し，「確信の程度」とコードしました．ここではその次元は「確信の程度」が「大」と考えられます．

次の「だから」という言葉は，これまでに話されたことによって次のことが起こっているという関連性の指標と考えました．このように，事象の連結が見える時に私はつなぎになっている言葉（「だから」）に菱形（◇）を目印として付けています．これは軸足コーディングの第一歩で，概念間の関連性を示す言葉として「だから」に注目しています．この段階では概念化はほとんど進んでいないのでどのような概念を結び付けているかもまだわかりませんが，前の部分が後の部分の理由付けになっていることがうかがわれます．「だから」ときて，次に「育児の軽減をはかる」ということを考えられたわけですが，「育児の」(⑧)が次の「軽減をはかる」(⑨)という戦略の「対象」です．「軽減をはかる」は保健婦さんがやろうとしている「行為」で，それを「徹底しようと思うんだ」の「徹底する」は行為をどのぐらいの程度で実行するかということなので「行為の程度」とコードしました(⑩)．「と思うんだ」(⑪)は「計画する」というふうにコードしてみました．

さらに，「だけど」とつながりますが，「思った」んだけれどもそこでまたもう1つ別の現象があって，ここの「だけど」も何かをつなげるための表現なので，ここにまた菱形を付けておきました．「おかあさんが動くこと，何もないのよ」というところは，「動くこと」(⑫)というのはお母さんの「行動」であり，その特性である「程度」は「何にもないのよ」という次元にあります．「行動」の「程度」はまったく「ゼロ」の次元にあるのでここにそのようにカッコ付きでコードしました(⑬)．これは保健婦さんの判断ですが，その根拠は彼女がお母さんの行動を観察していてその観察の中身は「ただ送迎だけしている」，これはまたケースの行動，「送迎だけよね．いうてみたら，してることは」というところで「観察」に基づいて「判断」ということをまとめてコードとして書いておきました(⑭)．でもまたもう1つ考慮している要因があって，

「お父ちゃんが帰るまで」という部分はお父ちゃんという「人的環境」とコードを付け(⑮)，人的環境がどうなるかというところが次に続きます．ここまで，こんなふうなコードを立ててみました．

萱間　ただ言葉だけを前後の関係なしにテーマをもたないで分析するのだったらば，もっとバラバラな意味を付けていくと思うのですが，今されたコーディングはすでに保健婦の判断というものが前提としてあって，その判断の中身を見ているんですよね．

山本　今回私は上野さんが判断について知りたいというところを知っていて，そのことを念頭に置いてコーディングを試みた結果なので，こうなったのではと思います．背景を知らないで分析したら，違ったコーディングをしたかもしれません．コーディングはいろいろな可能性があるので，これだけが正しいというわけではないですね．

　次に，ここまでやったところをもう少し統合して検討してみます．「ここで私は何を見たのだろうか？」と自問(継続的な問い)します．このような問いはGrounded Theory Approachの代表的な分析テクニックで，このような形で自分で絶えず問いを作ってはそれに対する回答を探していきます．

　「育児がしんどくてたまれへんねんなということというのは，私の中に見えてた」は，1つの判断であろうと思ったので，ここにまたコードを別に付けて「判断」．ここまでの部分全体(A)に別のコードを付け，「判断」としているのですが，何の判断をしたのかというところをもう少し書いておかないと後で比較する時に困ってしまうので，「この判断は具体的には何か？」と自問し，「ケースの育児負担の限界という推測」とコードしました．これが保健婦さんがこの場面でなさっている判断の中身であろうと考えたわけです．その「判断」に基づいて次にお母さんの育児の軽減を図るという「戦略」を立てていらっしゃるのがこの部分(B)ですね．だからここの部分をまとめて「戦略」とコードしました．

　次に，「戦略」に基づいて実行しようとするのですが，ここでもう1つ「観察」が働いて，「お母さんは何もしていない」というように「判断」しています．この判断に基づいて，次にどうしたかはデータが切れてしまって見えないのですが，ここまでの流れはこういうふうにコードできました．ここでこの流れを図示しておきます(図1-2)．この文章の一番最初はケースの育児負担の限界という「判断」がありました．その判断に基づいて「戦略」を立てたわけですね．次におそらく何らかの「行動」が起こるはずであったのですが，その時に別の要素が働いて，それは別の「観察」であったわけです．ということで，ここではこのような図示ができると考えました．

　ここで今やったことは何だったのかと申しますと，初めにオープンコーディングで「対象」「負担」「程度」「推測」「判断主体」などとコードしていきました．いくつかのコードは別のコードの特性(「負担」など)と次元(「限界」など)

```
                判断 ─────→ 戦略 ------→ 行動
        ⎛ケースの育児負担の限界⎞  （育児軽減）    ↑
        ⎝という推測          ⎠              観察
                                          ⎛何もして⎞
                                          ⎝いない ⎠
```

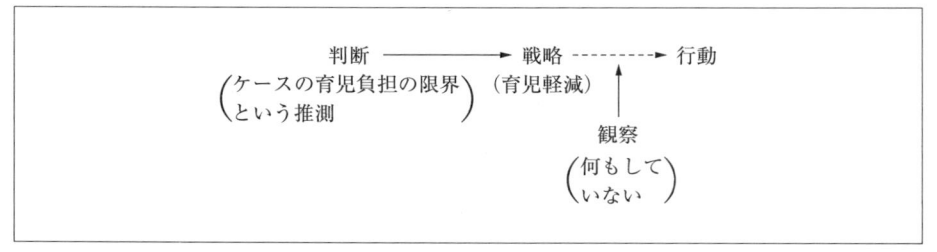

図1-2　ダイアグラム（図1-1のコーディングから）

になっています．これらをもう少しまとめてさらに「判断」「戦略」「行動」「観察」「判断」などとコードを付け，同時にその流れを軸足コーディングしてみた，ということです．

萱間　それでこの流れが出てきたわけですね．でも，流れがいきなりあるのではなくて，むしろ中身を細かく見ていったわけですね．この菱形で，その前後の概念の何らかのつながりを示す言葉だという目印を付けるのですね．

山本　そうですね．また，ただ「判断」というだけでなく，「何」についての判断を「どのように」この保健婦さんがしているかという，「判断」の特性がこの中に出てきているというところをご理解いただけるとよいと思います．このように，1つひとつのコードは，どこか別のコードの特性や次元になることもあります．この場合，初めに付けたコードは「サマリー」「対象」「負担」「程度」「推測」というようなものですが，これ全体に「判断」という別の名前を付けました．その「判断」というコードに関して考えると，その下のコードは特性や次元として機能する，とここでは位置付けてみたわけです．

萱間　そういう特性を出しておくと，次の「判断」の場面で「対象」は何か，「負担」はどうだったのか，「程度」はどうだったのかというのが，比較しやすくなるわけですね．何もないところからまた分析するというのではなくて，ここで出てきたものを比較の軸にして次に進めていくために特性は挙げていくわけですね．

山本　はい．複数の「判断」の場面で特性の次元が異なることが把握できると，このような違いがどのような条件の違いから発生しているのか，ということを探索できますね．つまり何らかの現象が起こる場合の条件を明確化するために，特性とその次元を挙げることが必要となってくる．Grounded Theory Approachでは概念と概念の関係性を理論としてまとめることが最終目標なので，概念間の関係性を細かく知るために，特性とその次元を現象ごとに明らかにしていくことが必要になってくるわけです．

大川　今おっしゃっていた次元というのは，特性のレベルという意味ですね．

山本　そうです．この場合，概念としてここで作ったものが「判断」で，その「判断」の特性として「負担」があり，「負担」という特性がこの方に関しては「限界」という次元にあった，ということです．あるいはもっと細かく，「負

担」を1つの概念としてとらえ，その特性を「身体の疲労」「子供に付き合いきれない気持ち」などと見ていくことも，分析の進み方によっては今後必要になるかもしれません．

萱間　この場面では「限界」という次元が出てきたのだけれども，次の場面を見たら全く違う次元である場合もあるし，同じものが出てくる可能性もある．そうやって次元の違いを比較の視点にしていく，という作業ですね．これだけ最初から綿密にやる必要があるんですよね．あるいは判断の対象も，この場合は「本人の行動」だったわけですが，それが間接的な情報だったり，夫の行動だったり子どもの行動だったりするということもあり，それらを特性と次元で見ていく必要があるわけですね．

大川　では次のデータに進んでみましょう．

山本　データYのコーディングはこのようにしてみました(図1-3)(コーディングの様子略)．最後の，「保育所に少なくとも24時間の1/3は居てて」というところ，ここはお母さんから子どもを離すことなので，これは「子供を離す」とコードしましょうか(①)．次の「1/3」も何かの「程度」ですね(②)．「寝てて」というのは放っておいてもいいということなので，「子供を離す」というコードを入れておきましょうか(③)．

萱間　共通性がありますね．さっきの「保育所に居てて」と同じ，「子供に母親が関わらなくてすむ時間」かな，両方とも．

山本　ああ，いいですね．そういうコードにしましょう(④)．「子供に関わらなくてすむ時間」で，その「程度」が「24時間の1/3」とかというところが出てくる．残る「ほんのちょっとの間の」，これも「程度」ですね(⑤)，「2時間ぐらい」…ここでデータが切れてしまっているのですが，この後は確か「お父ちゃんが帰ってくるまで見てればいい」とか，そういうことでしたね．ではここはお母さんが「子供に関わる必要のある時間」とコード(⑥)，ここにまた「2時間」という「程度」のコードになるかなと思います(⑤)．

　ここで図示に書き足しましょう(図1-4)．1例目では「育児がしんどくてたまれへんねんな」という観察と判断の対象が「①ケース」であって，観察と判断の中身は「②育児負担の程度」だったのですが，それに比較して，2例目では周りの人という「③人的環境」の「④観察と行動」，これは合わせて「⑤支援の実施」にしようかな，というふうに今のところまとめられるかなと思います．

萱間　2例目の場面では，ちょっと違う毛色のものが出てきていますね，さっきとは．観察と判断の中に，例えばここ(図1-3)の「⑥子供に関わる必要のある時間」「④子供に関わらなくてすむ時間」，それを人的環境や資源の対象に関する観察と判断がされていると言ったけれども，これでもう1つ判断の中身として，時間に関する目算もないですか．

山本　あ，そこは判断の次にやったことがここに出ているかなと考えて，これは別

分析の実際

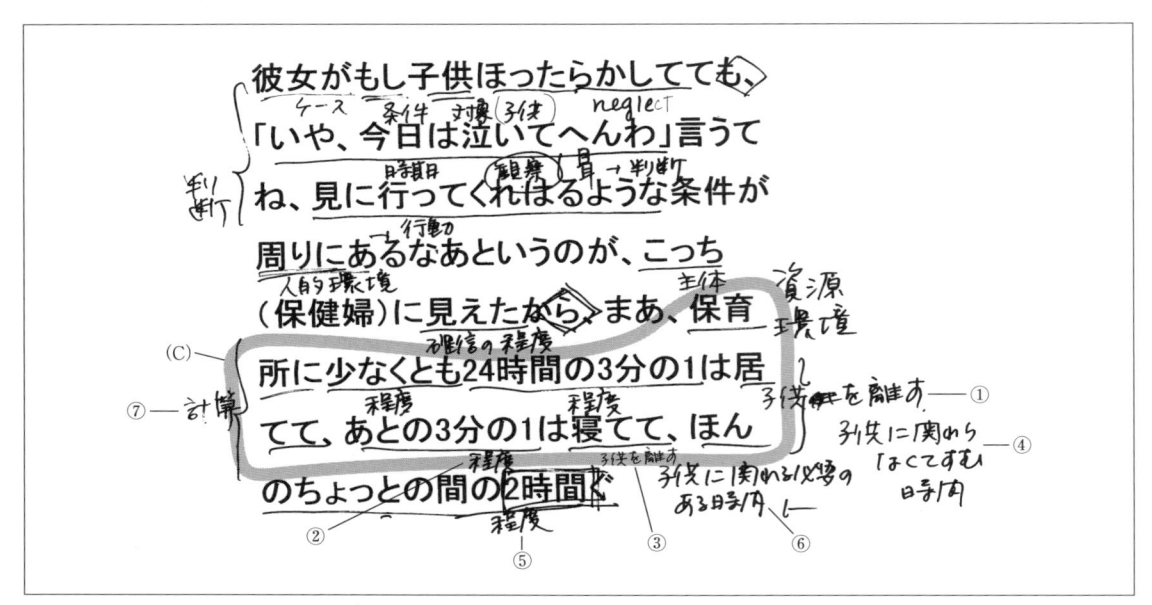

```
彼女がもし子供ほったらかしてても、
  ケース  条件   対象（子供） neglect
「いや、今日は泣いてへんわ」言うて
判断   時間日  観察   買っ判断
ね、見に行ってくれはるような条件が
           行動
周りにあるなあというのが、こっち
      人的環境           主体  資源
（保健婦）に見えたなら、まあ、保育
             確信の程度           環境
所に少なくとも24時間の3分の1は居
(C)    程度           程度     子供を離す──①
⑦─計算
てて、あとの3分の1は寝てて、ほん                     子供に関わら
            程度   子供を離す                       なくてすむ ──④
のちょっとの間の2時間で                              時間
②          子供に関わる必要の
        程度 ある時間／─⑥
        ⑤    ③
```

図1-3　データYのコーディング（オープン・軸足）

のコードにしようかなと思っていたのですが．「人的環境が整っている」と判断できたので，次に彼女がやったことはおそらく時間の割り振りを頭の中でしてみるという，「⑦計算」をしているんですよね（図1-3）．これも判断のバリエーションですが，次の判断かなと．

萱間　じゃあ流れとしてはまず，いつも周りの人が泣いているか泣いていないかというのを聞き耳を立ててくれているというような漠然とした緩いサポートみたいなのがあるから，一応それがあるという「判断」をし，次にその条件の下で，だったら時間を割り振れるんじゃないかという次の「判断」になった，ということですね．

山本　ええ．ここの（図1-3(C)）ところにコード，名前を付けたいんだけれど．「このお母さんの在宅での育児が可能か」ということに関して，この保健婦さんは実際に24時間を1/3ずつ割ってみて，いけそうかどうかという次の判断をしているわけですよね．

萱間　そうそう．私はそれを，育児が現実的にできるかどうかという「現実性」の判断だと思ったのね．なぜ思ったかというと，漠然とこのお母さんが全体的に育児ができるかどうかということを判断するのだと無理なんだけれども，現実に時間を割り振ってみると可能かもしれないと思えた．

山本　そうすると「判断」の特性がもう1つ，「⑥現実性」というのができるわけですね（図1-4）．この特性を比較の軸にして次の検討ができますね．別の場面で保健婦さんが「このお母さんは子どもさんを見ることができるだろう」と「漠然と」思うのに比べて，ここでこの保健婦さんがやっていることは，実際に時間を割り振ってみて，という「現実性」という特性が非常に高い次元にあ

```
        判断  ────────→ 戦略 ------→ 行動
    (ケースの育児負担の限界)  (育児軽減)    ↑
     という推測                    観察
                                (何もして
                                 いない)
                ┌─対象┬①ケース
         ↗      │     └③人的環境(⑦周りの人,保育園,父親)
  子供属性       │              限界
  ⑧年齢         ├─中身┬②負担 ├──┤
                │     ├④観察と行動(⑤支援の実施)
                │     └⑥現実性 ├──┤
                                  やってくれる
```

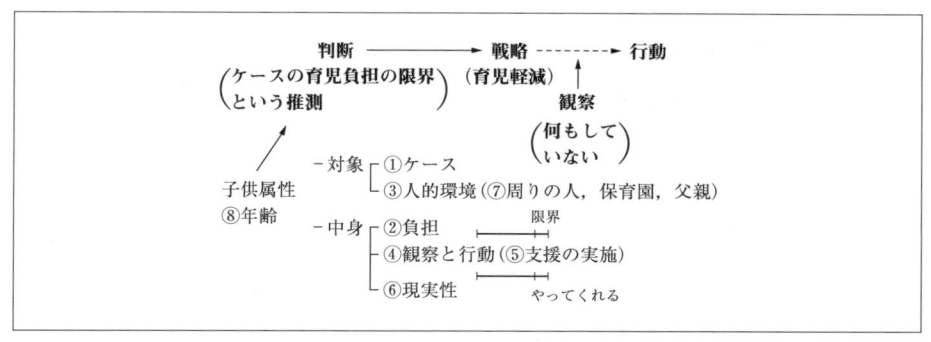

図1-4　図1-2のダイアグラムを展開

る場面を語っているということですね．このような違いがどのような条件の違いによって生まれるのかを検討することができるようになりますね．

■ 現象の起こる条件のバリエーションを探す

萱間　この保健婦さんの計算って，私たちが日常生活の中でもやる思考の作業だと思うんです．例えば私は3人子どもがいて，一番下の子どもがまだ赤ちゃんだった時，夫が土曜日仕事，学校は休みで3人とも子どもが家にいると耐えられなくて暗い気持ちになるんだけれども，よく考えてみると午前中起きてから外に遊びに行ってお昼ご飯を食べるまでの間見れば，その後はお昼寝をしてピアノの先生が来て，そのうち夫が帰って来るから「実質は3時間なんだ」と思って，「ああ3時間だったらやれそう」とか，そんなことを私は考えるんですが，この場合は保健婦さんがこのお母さんに関してそれをやっているわけですね．また，できるかどうかの判断では，このお母さんは人的環境が整っていることを前提に判断しているわけですね．

山本　判断にはいろいろな条件があるということがわかりますね．このお母さんには人的環境という条件があって，人的環境の中にも「⑦周りの人，保育園，父親」というものがあったりして(図1-4)，まあこれは多分もう少し細かく分類していくことはできるかなと思うんですが，何らかのそういった環境を前提に今回の保健婦さんの判断があるということですね．それから今，萱間さんは，このデータと萱間さん自身の経験を比較して，どのような特性を挙げればこの状況を説明するのに理解に役立つだろうという検討をされているのですね．実際のデータと仮想データ，必ずしもここの中には出てきていない状況と，実際のデータを比較することも，考えを広げるのに役立つと思います．そこからまた比較の軸が考えられます．例えば，萱間さんのお話を聞いていると，「一番下の子どもがまだ赤ちゃんだった時」とおっしゃっていましたよね，つまり「⑧子供の年齢」が，やっていけそうかどうかの判断に影響する可能性がありますね(図1-4)．そういったことを考えておくと，次の事例を分析する時に，

分析の実際

```
もう、ほんま長屋やから、ツーツーじゃ
ないですか、会話が。テレビの音もみ
んな聞こえてとかね、そんな所に住ん
ではるから、お互いに、なんかねえ変
にこう生活の中身っていうのがわかっ
てはって、だから、以外とね、子育て
…なんであそこに子供が、うちとこの
子供も同じよう
```

図1-5 データZ（"在宅でいけそう"と判断する）

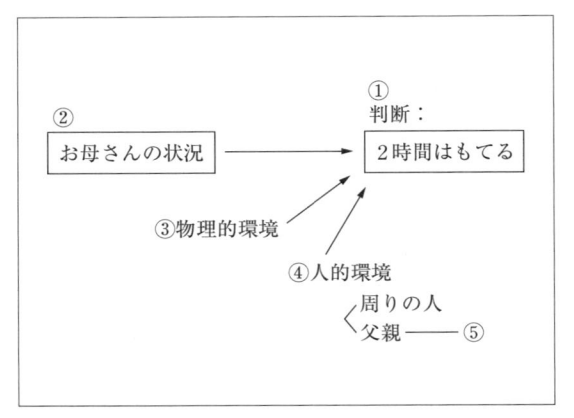

図1-6 現象（"2時間はもてる"という判断）の条件（コンディション）になるもの

じゃあ子どもの年齢は何か影響を与えているだろうかと念頭に置いて，データを見ることができますね．

萱間　あと，別の部分で出てくるのですが，この例では，在宅でいけそうと判断した根拠の中に住環境に関するものもでてきているんですよ（図1-5）．長屋で音がつつ抜けなんですね．だから2時間の間だったら見られると思う判断と同時に，2時間の間に何か起こっても聞こえるだろうという判断があったと思うんですね．これが長屋じゃなくてマンションで密閉されているところだったら，2時間でも危ない時がある．

山本　今やっていることは，「2時間はもてる」という保健婦さんの判断に際してどのような条件（コンディション）が影響しているのだろうかということを考えているわけですね（図1-6①）．データの判断の中心的な材料は「お母さんの状況」（②）でしょうが，その他にも中には長屋という「物理的な環境」（③）があるとか．もし長屋でツーツーで音が聞こえていても「泣いてへんから」と言って何もやってくれない人もいるわけで，「人的環境」（④）があるわけですね．人的環境の中に「父親」（⑤）もいましたね．そのあたりも影響するだろうということを，これも軸足コーディングの一部なんですが，いろいろと想定したり．想定したら次にじゃあそれでお父さんが違ったらどうかとか，あるいは長屋じゃないマンションだったらどうかとか，というふうな次の比較をしていくのに使うわけですね．

■ コーディングの位置付け

大川　ここまでのところで何か確認しておきたいことはございませんか．

質問者　この研究の前提になるものが，保健婦さんの思考の過程を明らかにしたいのか，それとも判断する内容を明らかにしたいのかわからないのですが．場面

の比較をする際の前提みたいなものを教えていただければと思います．

山本　特に前提として決めていることはここではまだありません．「ここで保健婦さんは何をしているのだろう」という漠然とした問いがあること，それに「どうも保健婦さんの判断が大切そうだ」という仮説があるだけです．で，ここでは判断というコードで集められるものを集めてみて，それらがどう違うのか比較することで特性を出してみたんですね．判断に関する分析がこの後進んでいくと，この判断とあの判断は時間的な位置関係も状況も結果として起こることも違うので別個のコードにしようということになるかもしれません．また，判断する内容を整理していくうえで思考過程を把握することが重要になってくるかもしれない．判断内容の整理よりも思考過程そのもののほうが，ここでの現象を説明する理論を作るうえで重要になるかもしれない．そのようなさまざまな可能性をもっとどんどん開いていくように，今はまだ，関心のある部分を丁寧に一言一言コードしていっている，という段階だと思います．そして，保健婦の「判断」という部分に関心があったために，そのように括れそうな現象の中から似ているもの・違うものを比較してみたということです．これからの分析によって，「保健婦さんがやっていること」の構造や，その中で焦点になるものが明らかになっていくと私は思ったのですが．

萱間　そうですね．ここまでの，ブレインストーミングのような，本当に嵐なんですよ，いろんなことをごちゃごちゃ考えながらのコーディングは，できるだけ現象を見る時の視野を広げるためのもので，さまざまな気付きにできる限り注意を払っていきます．あらかじめ想定した枠に沿って分析するのではなく，気付いたところで展開していきました．聞いていらっしゃる中でわけがわからない部分もあったかと思うのですが，イメージをわかせる継続比較法（constant comparison）や継続的な問い（constant questioning）の実際の様子をおわかりいただけるとよいと思います．

質問者　これほど具体的にやっていくことによって場面の中身が消えていきはしないかなというところが心配なのですが．育児の負担感というものの程度を判断していると，その元になった言葉が消えていくのではないかと．「負担」とか「判断」という概念のために，生々しい言葉のニュアンスが消えるのが心配です．

山本　1つには，がんばってメモを書かなければならないところだと思います．あとは重要な言葉のニュアンスを特性としていかにすくい上げておくか，で，1つひとつの現象の重要な部分を，特性の中の次元として位置付け，メモに保存することができればOKだと思うんですよ．それから，全体的な流れを失うのでは，ということも，できるだけメモや図表に取っておくことで防ぐ必要があると思います．

萱間　特性は特性で，データから離れてどんどん開いていきます．けれども場面としてのまとまりというのはそのまま存在して，後で概念として出てきたものを

用いてその場面に戻っていけるようにする，概念とその特性の組み合わせで現象がうまく語れるようにするのですね．

大川　今，データとして示してくださっている1つのまとまりというのは，上野さんが分析をされた時点で1つのまとまりだなと思って切ってきてくださった部分ですね．これはもう少し大きなまとまりで見たほうがより全体が見えるということはありませんか．

萱間　そう．区切られたデータの前の部分に興味がいきましたね．ある判断がどういうふうに出てきたんだろうとか，どういう質問をされたからこういう答え方があったのかなどと思ったんです．前のほうを読んでみると，ある保健婦さんはすごく現実指向性が強くて，実際の行動を一緒にやったりしながら観察をして判断をしていました．そんなふうに，もう少し長い部分をみると，より広い文脈が見えて，全体の中で「判断」がどのように登場するのかがわかりやすいと思いました．それでまた条件が浮かんできて，それをまた比較の軸にする，ということを繰り返す感じで分析が進むと思います．

大川　データをかなり丁寧に見ていく中で，そこからどういう比較の軸が出てくるのかを検討し，それが次のデータの分析の時に用いられること，また現象の前の段階に何が起こっているのかを見ることで，その現象が起こる条件を検討していって，だんだん全体的な把握が進んでいくという様子を，ここまでのところで示していただいたのだと思います．

山本　今日やってみたのは非常に細かい，一語一語のコーディング (line-by-line coding) で，自分がまだ何を見たいかよくわかっていない時，考えの枠を広げたい時や，自分はこの現象には名前が付けられないんだけれどもすごく興味があるなあという部分を細かく見たい時などに使うと良いように思います．分析にはいろいろなスタイルがあって，一番最初に大きなカテゴリーを作って，その後で細かいほうに降りていく場合もあれば，下から地道に上がっていく，最初に今日やったようなことをやってみて，ああ「判断」が出そうとか「観察」が出そうというふうに進んでいかれる方もあると思います．いずれにしても，抽象度の高い部分に行ってもまた抽象度の低いデータに近い部分に戻る必要が出てきますし，逆の場合もしかりで，一方向に進むのではなく行ったり来たりを繰り返して内容が深まっていくのではと思います．

■ 多様なコーディングの可能性

大川　太田さん，何かございますか．

太田　今回「判断」というテーマでデータを読むという，ある特定の事柄に視点あるいは焦点を当ててデータを読んでいったわけですが，このあたりの姿勢というのかな，そこがかなり全体のコーディングに影響しているということをしみじみ思いました．私は上野さんの研究興味を伺わないままこのデータだけを読

ませていただいていたのですが，私の読み方では，いろいろな場面に対する保健婦さんのとらえ方，認知の仕方がいろいろ出てきたのが非常に面白かったんです．だから視点によっていろいろな読み方があるのではないかなと思いました．

大川　では最後に上野さんから一言お願いできますか．

上野　今日はありがとうございました．私の最初の一次コードは大きな枠でとらえていました．これを何種類か集め，さらに大きな枠としては「保健婦さんの直感」にしようかな，という感じで付けたのですが，その後がどうしても分析ができませんでした．今日は，分析でこんなに細かく見ることができるのだということとか，特性の出し方とか，そういう細かい部分がよくわかりました．

大川　今日は，丁寧にデータを見る具体的な技術について検討しました．今回は2人が話し合いながら進めたのですが，1人で研究する時は頭の中で問いを出し，また，それに自分で答えるというような作業で進めていくようです．また，このように問いや比較対象を考える作業は，複数の研究者が意見を出し合うことによって1人で行うよりも多くの可能性を思い付くことができ，グループでの検討も効果的なようです．今日は短い時間でしたが，このような場を皆さんと共有できたことをありがたく思います．

（1999年12月4日）

2 オープンコーディングと文脈の対話
〜第20回日本看護科学学会学術集会交流集会から〜

ファシリテーター：竹崎久美子・萱間真美・太田喜久子
プレゼンテーター：沖田裕子（データ提供）・岡本玲子・竹崎久美子

太田 この交流集会も3回目になります．初めに世話人を代表して萱間さんからご挨拶をお願いします．

萱間 皆様こんにちは．昨年は提供いただいたデータをもとに，研究者2名でディスカッションしながらオープンコーディングを実際に行ってみました．しかし，その後の疑問として，どんどんオープンに発想して広げていくのはわかるが，あの後どうしていいかが知りたいといった反響もいただきました．そこで今年度はオープンコーディングの段階から，自分がどういうテーマから読んでいくのかによってオープンコーディングが変わり，オープンコーディングと自分なりの解釈を行ったり来たりということをやってみようと思っております．

今回は痴呆老人のケアに関するデータを沖田裕子さんに提供していただきました．沖田さんは私共の研究会に参加くださっている方で，今回ご自分のデータの共有を引き受けてくださいました．まず沖田さんからデータの背景と，それをどのように読まれたのかについてお話しいただきます．次に老人看護を専門にしている本会世話人の1人である竹崎さんから，このように読むという提示をいたします．その後皆さんでディスカッションの時間をもとうと考えておりますので，ご協力よろしくお願いいたします．それでは沖田さんからどうぞ．

■事例の背景と今回の分析テーマ：デイケア利用による高齢者と家族との関係変化について

沖田 こんにちは．神戸大学修士課程（当時）の沖田です．よろしくお願いいたします．今日使うのは，精神科の重度痴呆デイケアの看護職に対するインタビューデータです．

インタビューでは，デイケアの中で行われている痴呆高齢者への生活活性化を目指したケアについて，その経過を尋ねるつもりで「『デイケアに来てよかったな』と思える方にはどういう方がおられますか」と質問しています．けれども本日お示しするデータでは，答えが聞き手の趣旨を離れて家族との関係について流れていきました．

データ収集を行った目的とは異なるのですが，在宅ケアでは，家族の存在は

切り離せないので，本日は「デイケアを利用するということが痴呆高齢者と家族の関係にどのような影響を及ぼしているか」という視点でデータを読んでいきたいと思います．

　データはどういうことをだいたい言っているかと言いますと，デイケアの回数が家族との絆を薄めている，それがデイケアのマイナス面となっているのではないかというようなことです．ここに来ることで，家族にもご本人にもプラスにはなっていると思うんですけれども，マイナス面もあるというデータです．このデータの前半の部分と後半の部分を少しコーディングして，私のコーディングを見ていただこうと思います（図2-1）．

1）オープンコーディングの段階

沖田　Sさんはデイケアの回数を増やしていて「それによる問題というのも」の「も」に△がされているのですが（①），「も」がこれもあれもというキーワードになりそうなので△でマークをしました．「それによる問題」というのが回数の増加が否定的な側面としてあって，「こっちにいる」というのが『デイケアの時間が増える』ということをここで表しているのですが，「時間が増えると家にいる時間が減りますからね」ということでここに『家族の介護の時間が減る』と『デイケアの時間が増える』というのは関係があるなということで矢印

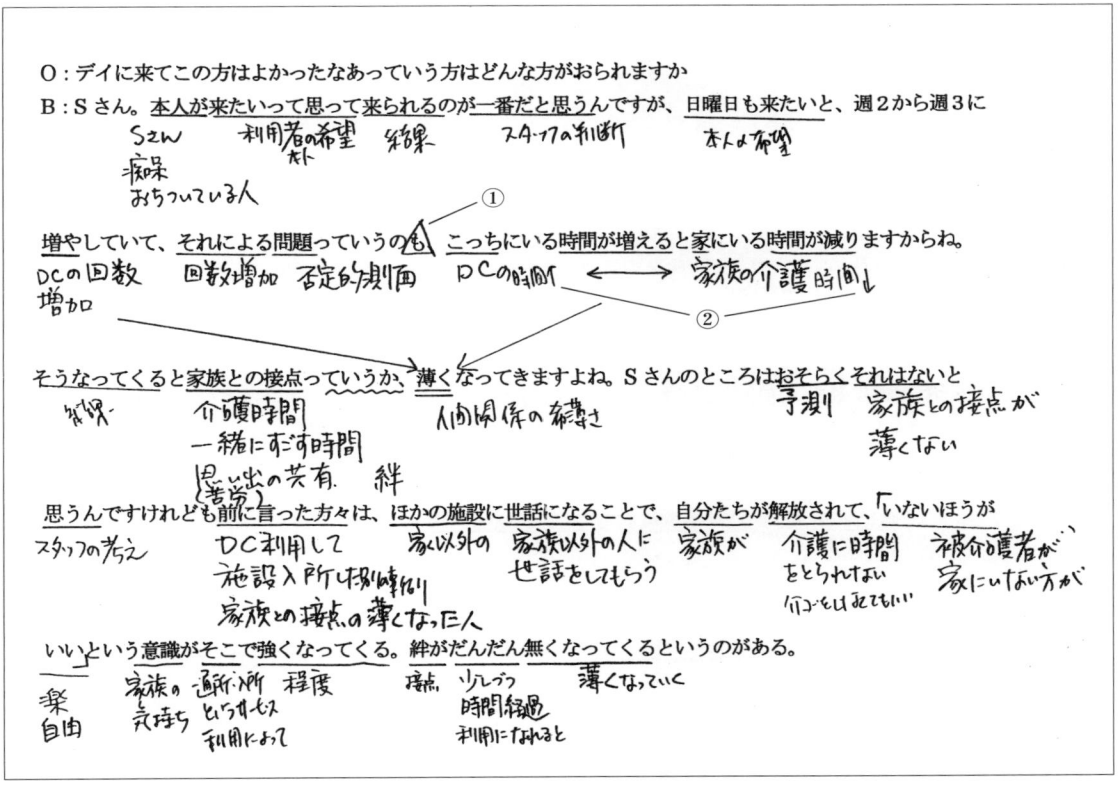

図2-1　オープンコーディングの例—Sさん

でここを示しています(②)．「そうなってくる」，これは結果として．「家族との接点」は，『介護の時間，一緒に過ごす時間，思い出の共有』や，後で「絆」という言葉が出てくるのですが，ここに『絆』と同じ意味で「接点」という言葉が使われているなと思ってここに足しました．「ていうか薄くなってきていますよね」ということで「薄く」とこの「増やす」で，このデイケアの回数が増えているということと家にいる時間の関係というのがあると思い，ここの「薄く」に矢印をしています．人間の関係のこの「薄く」というのは，『人間の関係の希薄さ』という名前にしました．

また，その後話はＳさんからＴさんに進みます(図2-2)．「ご主人，お父さんがいないことで」というところからコーディングをしてみます．この「ご主人は」とは『Ｔさん』のことで，このＴさん，『家族の中での役割をもった人としての位置付け』という名前にして，奥さんにとっては「ご主人」，娘さんにとっては「お父さん」ということだと思います．「いない」とは『デイケアに行く回数が増えて，物理的に家にいる時間が少ない，昔のような人格をもった人がいない』ということも含まれていると思います．家族の「今まで」，『過去』ですね，「持ってきたもの」，他では『接点』『絆』『それまでの関係』という言葉でも表されると思います．そして「だんだん薄れてきている」ということで，「ここに来られた時」すなわち『デイケア開始した頃』は「奥さんも娘さんも来られて」ー『家族がデイケアに来所』されていたということですね．その当時は「どうなんですかということがあって」，『Ｔさんの様子を尋ね』たり『Ｔさんの様子を気にされていた』と．それが「今は連絡がなくて，連絡もつきにくくて」「今は」『利用の回数がかなり増えてくる』と，「連絡がなくて」や「連絡もつきにくくて」＝『(絆の)希薄さが現れていると感じる根拠』

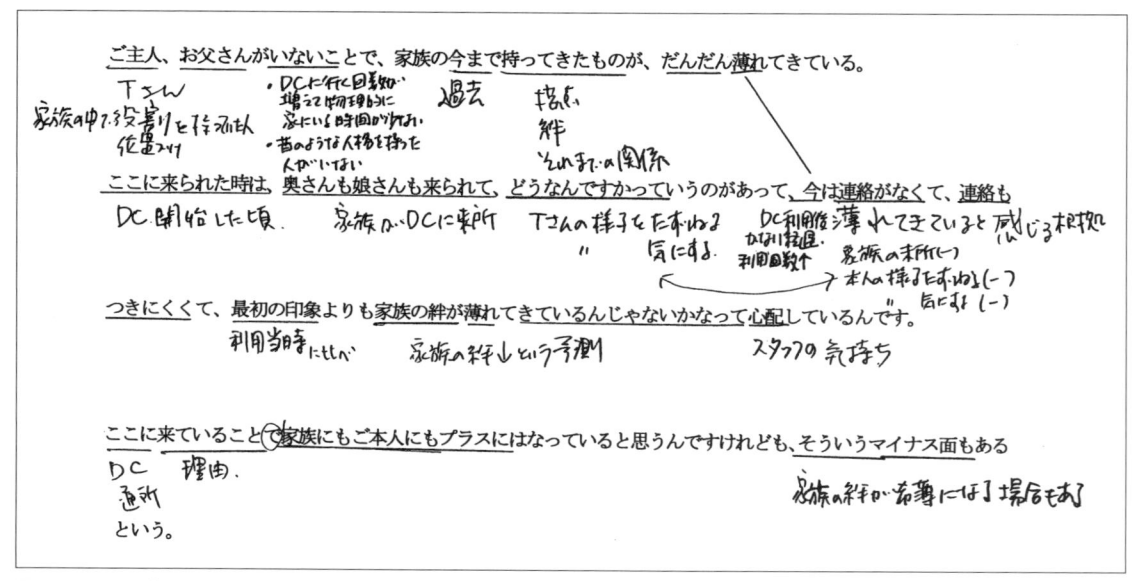

図2-2　オープンコーディングの例ーＴさん

という名前を付けました．

次に，「最初の印象よりも（『利用当時に比べ』）」「家族の絆が薄れてきているんじゃないかなって心配しているんです」というところが，『家族の絆の低下という予測』で，この「心配」は『スタッフの気持ち』と表しています．「ここ（『ケアの通所』）」に「来ていること（『理由』）」で，「家族にもご本人にもプラスにはなっていると思うんですけれどもそういうマイナス面もあるという」，『家族の絆が希薄になる場合もある』というふうにオープンコーディングで読んでいきました．

2）もう一度全体を読み直し，テーマを見つける段階

沖田 いま皆さんに見ていただいたところは単語ごとにオープンコーディングをしていった段階ですが，そうすると「理由」という名前で集めても全然違う理由ばかり集まって自分の中でわけがわからなくなってきてしまいます．

そこで，ああこれは全体が何を言おうとしているのかを読み取らなければいけないんだなと，もう一度全体を読み直してみました．この場合ですと，TさんとSさんというのをこのスタッフが比べている，特にその2ヵ所にテーマがあるんじゃないか，家族との関係とデイケアの回数というテーマがあるのではないか，オープンコーディングで細かく見ていった後に，今度はテーマを全体から読み取っていくのも大事だと思いました．

(1) 図に書く

沖田 そして読み取った内容を図に書いてみたらわかりやすいのではないかということで，図に書く形をとってみました（図2-3）．Sさんの場合は，もしデイケアの回数が増えていくに従って「絆」というのはそんなに変わらないのかなと思ったり，反対にTさんについては，デイケアの回数が増えると「絆」は低下するのかというのを図に書いてみました．自分の分析の今の形を少し目に見えるようにしてみるのもいいかなと思っています．

(2) 自分の疑問をメモしておく

沖田 さらに考えを進めていくのですけれども，そこで自分の疑問もメモしておくことが大事なのではないかなと思いました（図2-4）．この段階での疑問は「デ

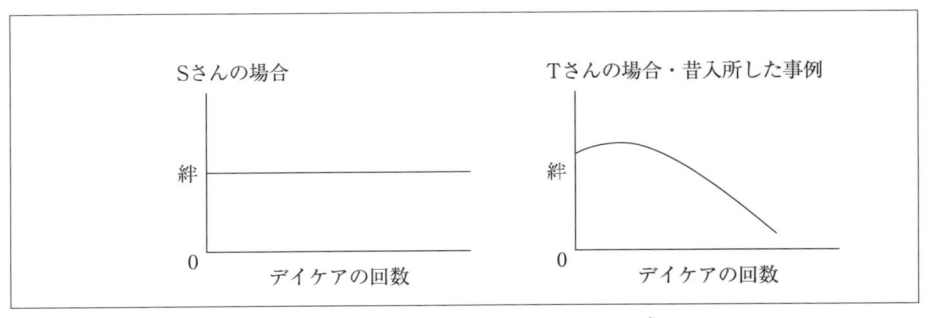

図2-3 読み取った内容を図に書いてみる

分析の実際

> そこで思った疑問
> ・デイケアの回数が増えても，家族の絆が薄れる人と薄れない人は何が違うのか．
> ・スタッフは，何を基準として薄れていると感じているのか．
> ・家族の絆が薄れると，痴呆高齢者本人にはどのような影響があるのか．
>   デイケア利用は，在宅生活の継続のために有効な資源のはずが，在宅生活継続が妨げられるケースがある．
> ・どういう援助をすれば，家族との絆を薄れさせずに，サービス利用できるのか．
> ・利用回数以外に，家族との絆に影響する要因はあるのか．
> ・絆とは，
>   絆が強い　←──────────→　絆が弱い
>   愛が深い場合と，憎しみが深い場合　　愛が薄い場合と憎しみが薄い場合
>
> ・愛と憎しみは表裏一体か
>   愛（執着）・・・・・・・・・憎しみ
>   家族としての愛　　　　　　介護の苦しみ
>   生きている共感　　　　　　自分の生活展望を妨げる存在への憎しみ

図2-4　出てきた疑問をメモに書いておく

イケアの回数が増えても家族の絆が薄れる人と薄れない人というのは何が違うのか」とか，「家族の絆が薄れると痴呆高齢者本人にはどのような影響があるのか」などです．また，デイケアの利用は在宅生活の継続のために有効な資源となるはずなのですが，在宅生活の継続が妨げられるケースがあったということが示されていたと思ったので，次にどういう援助をすれば家族との絆を薄れさせずにサービスを利用できるのかという意味で，利用の回数以外に家族との絆に影響する要因はあるのかというようなことも考えたりしました．

また「絆とは」という言葉もすごく出てきたので考えて，少しテーマから飛ぶかもしれないのですけれども，絆が強いというのは必ずしも愛情とかが深いというよりも，もしかしたら憎しみが深くてその介護の執着から逃れられない場合もあるのかなとか，このデータとは関係ないのですがそういうところまで少し考えてみて，愛と憎しみだとかというところまで話が広がったところで終わりとしました．そういうところまで今回のデータでは考えてみました．

太田　ありがとうございました．次に，竹崎さんから，同じデータを使ってどのようにとらえたかということをご説明お願いします．

■ 分析テーマ：スタッフの葛藤へのこだわり

竹崎　私は，今回の交流セッションのために今回のデータのみ拝見した立場の人間です．事前に研究者自身の本来の研究テーマと，それとは別に，今回のデータから「ご家族とご本人とデイの関係」という新たなテーマが生まれたというところまでは伺ったのですが，やはり，このデータはインタビューされた人が何を答えたかという観点に関心をもちました．また，沖田さんからは単語ごとに

```
家族もこちらに来ていることを，できたら    ↓
もっと利用したいと思っていらっしゃって，  ←以下，現実に起こっている事への
回数も除々に増やしてきて今に至っている    実践家の「葛藤」
んですけれども，いい意味でとらえると，    ──：デイが効果的と
ここを利用してご本人も喜んでいるし，家        思える側面
族も奥さんと娘さんなんですけれども働く    ┄┄：現状が弊害と思
時間ももてる．ご主人，お父さんがいない        える側面
ことで，家族の今まで持ってきたものがだ    [も]：デイが効果的と
んだん薄れてきている．ここに来られた時        思える点
は奥さんも娘さんも来られて，どうなんで    ┊も┊：でもやっぱり…
すかっていうのがあって，今は連絡がなく        の"も"
て，連絡もつきにくくて，最初の印象より
も家族の絆が薄れてきているんじゃないか    ↓   ↓   ↓   ↓
なって心配しているんです．ここに来てい
ることで家族にもご本人にもプラスにはな    ④スタッフは何のイメージが広が
っていると思うんですけれども，そういう    り，何に葛藤したか．
マイナス面もあるという．                    テーマとの関連で，何が語られ
                                            たのだろうか？
```

図 2-5　文脈から読み取れることをメモしておく─Tさん

　オープンコーディングされ，次に全体が何を言おうとしているかを読み取ったというプロセスのご説明がありましたが，私の場合は先に全体が何を言っているかを読み取るというパターンになると思います．そこを説明させていただきます．

　このインタビューデータは，スタッフにデイの効果をイメージしてもらうというものですので，あくまでもスタッフの頭に浮かんだデイの効果とそれに伴うご家族に対する考えの一端なのではないかなということを考えました．

　まず最初に，「デイに来られている方で『よかったな』と言う方はどんな方がおられますか？」と質問者が半構成で投げかけると，「Sさん」とすぐ出てくる．「本人が来たいと思って来られるのが一番だと思うんです」と，Sさんから出てきたことは，「ご本人が来たいと思って来られている事例」という答えです．本人が来たいという意志を感じ，回数を増やしている事例．ただその後すぐに，「それによる問題は，こっちにいる時間が増えてくること」と述べられます．つまり良かった事例を思い浮かべると同時にインタビューされた側はそれに伴って感じている問題点を述べている．「家にいる時間が減る」，「そうなると家族との接点が薄くなってくる」ということです．この実践家が確信している問題とは，「本人が来たくなる」ということから家族の接点が非常に薄くなる，「絆が薄くなる」という問題だと考えました．

　その後さらにTさんのお話に移り，私も「～も」というのがひっかかりました（図 2-5）．「家族もこちらに来ていることを…」から「家族も奥さんと娘さんなんですけれども，働く時間ももてる」までのところです．例えば「ご家族もこちらに来ていることをできたらもっと利用したい」，これは本人も利用したいと思っているのをご家族もそうさせてあげたいと思っているからポジティブに評価している．回数も実質徐々に増やすことができるので，これもいい

意味で言っている．このへんまでは非常にこれはいいことなのかもしれないとおっしゃっています．ただすぐに次の「～も」から変わっていく．「ご主人・お父さんがいないことで家族の今まで持ってきたものがだんだん薄れてきている」，これはスタッフの中で懸念していることです．その後は，「ここに来られた時は良かったんですけれども，今は連絡がなくて連絡もつきにくくなって」と，またネガティブなことが出てくる．最初の印象よりも家族の絆が薄れているのではないかと心配しています．「ここに来ることで家族にもご本人にもプラスになっていると思うんですけども」，そういうマイナス面もあるという点で，「いいんですけど，でもね」という，何か非常にスタッフの中で葛藤が起こっていると思いました．

いったいこのスタッフは何に葛藤したのだろうか．確かに本人が来たいしご家族も行かせたいというのはいいが，自分たちがデイをいい場所にすることの結果が，介護家族との本人の関係を薄れさせてしまっているのではないか，それは良くないことなのではないかという懸念をスタッフが感じ，自分たちのしていることが良くない結果を生んでいるという点にスタッフは葛藤を感じているようです．しかしこれは，あくまでもスタッフ側がご家族とご本人の関係について思っていることのデータですので，今回のデータではこれ以上の解釈の発展には非常に限界があるとも思いました．

ただ今回のこの答えをいただいたことで新たな研究課題の可能性がたくさん出てきたと考えます．例えばスタッフがご家族に対してどんなふうに考えているかとの疑問であれば，対象は引き続きスタッフにインタビューする研究になると思いますし，あるいはご家族の側がデイケアをどのようにとらえているかという研究になれば，その研究のインタビュー対象はやはりご家族に直接そのことを伺わねばなりません．そのように新たな研究の課題という示唆をたくさん得られるデータだったと読みました．以上です．

太田　ありがとうございました．今もう1つのデータの読み方，全体的な文脈，流れをつかみながら読んでいく例を話していただきました．それではこの後の時間は，皆様にご発言いただいて，お互いにディスカッションを行うことができればと思います．何かございますでしょうか．

■ 参加者との対話（意見交換）

1）単語は文脈の中で意味をもつ：単語だけを切り離して分析することができるのか？

質問者　最初の方と2番目の方，最初の方が単語からオープンコーディングして全体を読み取り，2番目の方は全体を読み取ってからということですが，その違いはそれぞれの方のお考えの違いでしょうか．

萱間　オープンコーディングのやり方はいろいろあると思います．何も解釈をしないで最初から単語で分析する人もいれば，何度も読んで何か疑問をもち，その

疑問の方向性で分析するところから始める人もいる．ただ共通しているのは，自分が思ったとしてもその思いでだーっと走るのではなくて，自分が思ったことをデータがどんなふうに言っているのかというところに戻って何回も行ったり来たりするというところだと思います．お2人それぞれに言っていただこうと思います．

竹崎 研究者本人は自分の中で何が知りたいのかをかなり錬る作業をしているので，単語から分析できるという場合もあると思います．今回の場合，沖田さんはかなりご自分の本来の研究でデータと十分かかわっておられますので尚のこと単語で入っていける．ただその場合，よく陥りやすいのは自分の思い入れで読んでしまう場合がある．そこでスーパーヴァイザー(第三者)が「これは違った意味でもとれるのではないか」とイメージを広げることで，単語1つひとつの見え方が広がり，自分の先入観みたいなものが砕かれていくと思います．

　私自身は第三者としてデータにかかわる場合，インタビューデータでは特に，聞かれた側が何らかの答えをされているという点で，「いったい何をおっしゃりたいんだろう」という文脈を先にディスカッションするようにしています．そうすることで，研究者の先入観を取り去って広げていく作業ができると思います．

沖田 私は去年のこのワークショップに出てオープンコーディングをされているのを見て言葉からこれだけの単語がまた生まれてくるんだというところに感動して，自分でもコーディングをしてみたのですね．しかしそこで書き出した「結果」という抽象的な言葉をただ同じものとして集めても全然わけのわからないことになってしまったので悩みました．今日皆さんともそれが共有できたらなと思って，前半は単語からさせていただきました．

　図に示したり，疑問点をメモに書くという方法は，私が研究しながら学んでいったことなのですが，それが非常に役に立ちますし，図にすれば他の人とも共有しやすかったり，他の事例と比較したりすることができたので，自分としてはそういうところでオープンコーディングでのつまずきが打開できたところです．

　Grounded Theoryの勉強会で水野節夫先生が，1つのデータを，最初に全体がどういうものであるかということを看護職だけでなくいろいろな分野の人と見てみるというやり方もあると言われ，それもチャンスがあったらやってみたいと思っているところです．

質問者 今どうしてそういう質問をさせていただいたかと言うと，基本的に私たちが言葉に対して何をもっておかねばならないかというところですね．つまり例えば，「おまえはばかだ」と言うのと恋人同士が「いやん，ばかん」と言うのとでは全然ばかの意味合いが違ってくる(笑)．要するに言葉というのは文脈の中にはまっているからこそ，その意味というのが出てくるのであって，私たちがこういうものをコーディングする時に，単語から引っ張ったというのがあり

ますけれども，それをする際にもすでにその文脈に関するある一定の意味付けというのがなければそれはできないはずだと私は思うんです．言葉とは元来そういうものだと．質的研究でわれわれは，インタビューする側もされる側もいわゆる雰囲気とか文脈というある一定の常識的なものを共有しているという前提に拠って立ちます．その中で行われるからわれわれはその意味をとることができるし，たとえ最初の方が単語として単語だけをとっていったとおっしゃるけれども，もうそこにすでにわれわれの常識というもので切り取った"意味"というものが張り付いているということを言いたいわけです．

　ですからやはり単語だけから分析したということではなく，そこに必ず意味というものが張り付いているというところを最初に理解しておかないと，まるで機械的に行われるかのような印象を受けて，困るのではないのかなと感じたものですから，ご質問させていただきました．

萱間　どうもありがとうございました．単語を分析していくというのも，私は何通りかあると思います．まず，あまりデータを読んでいない最初の段階に単語だけを分析している時もあると思います．だけどそれをやりながら読み込んでいく．文脈や意味というものをデータを暗記するくらい自分の中に消化して読み込んでいくわけですが，そういう段階で単語に戻ることもある．それからある程度前後関係を踏まえたうえで単語同士のつながりを見ることもある．でも去年のオープンコーディングのセッションでは，どちらかというと機械的に単語だけを見ればコーディングできるという印象を与えてしまったところがあるように思って，それで今日はそこから少し進んだところを提示させていただいているところです．

2) 言葉を文字にする時，考慮すること

質問者　今，先生のおっしゃったことは「言葉は文字にすると一人歩きする」恐れがあるということかと思います．例えばテープで聞いた時はわかるニュアンスも，文字にしてしまうと見えなくなる恐れがあると思います．全部テープを聞いた者でないとその時のニュアンスがわからない部分があると思いますが，そのあたりをどのように調整されていますか．

沖田　このデータは私がテープ起こしをしたのですけれども，その時に私がオープンコーディングをさっとしたものをもう一度岡本先生に見ていただきました．やはり自分だけでは不安ですし，またいろいろな方の意見を聞くということも重要なことなのではないかと思います．

萱間　太田先生はビデオを使われましたよね．その時にニュアンスはデータの中に表現するようなことはなさいましたか．

太田　文字にする時に，ビジュアルなものでも，例えば表情もそうですね．言葉のニュアンスだけではなくて表情だとか動き，そういうものはできる限り自分の起こしたデータの中に挿入していく工夫をしました．全部を詳細に追加するこ

とはできなかったのですが，非常に自分が気になったことや，自分なりにメモしておいたものを加えるなど，後から全体の状況をできるだけ再現するという工夫はしました．

萱間　私の隣にいらっしゃるのは岡本玲子先生で，沖田さんの指導教官でいらっしゃるのですが，ニュアンスの件でご発言いただこうかと思います．

岡本　スーパーヴァイズをする中で，ニュアンスを共有するというのは非常に難しいところです．沖田さんがこういうふうに解釈したということを，これはどういうテンションで，またどういうニュアンスで語られたのかということを繰り返し聞くということをしました．スーパーヴァイザーがそれを聞くことによって，そういえばこのインタビューの実際の状況はこうだったということをまたインタビュアー本人が思い出しながら解釈を深めていくという，その繰り返しが必要だと思います．

3）文脈と単語，両方から分析するとは？

質問者　Grounded Theory の本を読むと，文脈的な意味で解釈をしていくとも書いてありますが，言葉の意味を十分解釈していくためには文脈と切り離して解釈するとも書かれてあり，具体的にどういうことか戸惑います．どうでしょうか．

竹崎　やはり両方なのだと思います．いきなり全部単語でバラバラにしてそれを1個ずつ見始めたらそれはKJ法になってしまう．そこから新しいものが出てくればKJ法の効果ですが，やはり文脈の中でどういうシンボルとしてこの言葉を使われたかということを，しっかり文脈から読み取ることが非常に大事だと思います．

　ただもう1つは，聞き手も思い入れがあって質問をしていますから，非常に思い入れで読み取ってしまう可能性がある．例えばこのデータだと，スタッフが家族と本人の関係に関して「絆」という言葉を使っていますが，実際の家族と本人の関係には常に「絆」に象徴されるような関係があるものだろうかといった確認作業が必要だと思います．そういう言葉へのこだわり方の要所要所がきっとあると思いました．

萱間　今の絆という言葉に関連しては，山本則子さんもメールでコメントを寄せてくださっています．彼女は「絆」というのにすごくひっかかっていました．以下ご紹介します．

　「スタッフは何を基準として薄れていると感じているのか，ここでの唯一関連する内容は家族がデイケアの様子を聞いてこない，連絡が取れないことぐらいだ．また家族の絆が薄れると痴呆高齢者本人にはどのような影響があるのか，ここでは見えないから他のデータを探したりインタビューを追加すべきではないか．どういう援助をすれば家族との絆を薄れさせずにサービスを利用できるのか」，そしてカッコして"山本のこだわり"と書いてあるのですが，「家

族の絆を維持しようとする根拠は？」とも書いてあるのですね．だから，絆というのは大事だ，だから薄れさせてはいけない，その脈絡で見てくると，わりと沖田さんはそういう感じで見ていらっしゃると思うのですが，山本さんはその脈絡自体について，「維持しようとしているという価値観をこのナースがもっていて，絆というのは大事だから薄れさせちゃいけないと思っているのだけれども，ではそれはなんでそうなの？ ということを問い直してみることによって，このBさん(スタッフ)がもっている価値観とかそういうようなことなどが見えるのではないかな」というふうなコメントをもらっているのでお伝えしておきます．

4）研究者の関心と，さまざまな分析発展の方向性

太田　今まで沖田さんと竹崎さんの例を伺っていて，やはり両者の視点の与えどころというのは，少し違うと思います．

　もともと沖田さんは『痴呆性高齢者の方にとって』というのが基本的関心事項としてあります．だからメモにもすごく出ていると思うのですが，デイケアの中に最初は予想もしなかった家族にとってはむしろ関係性を阻害するというマイナス面があることに気付かされ，ではどうすればそれが緩和・緩衝されるのかというふうに自分の考えを展開していこうとされている．竹崎さんはもう少し，インタビューに答えようとしている『スタッフ自身』が，言葉を非常に悩みながら表現しているものの中から，何がここで本当に読み取れるのかということそのものに対して関心をもって読み取っていかれたのだと思います．

　私もこれを拝見して，最初の問いかけに対して答えがなぜずれているのだろうかということがずっと気になりました．例えば，これをそのまま読み取ると「デイケアに来て『この方はよかったな』という方はどんな方がおられますか？」とケアスタッフとしてあなたはどう思うかと問いかけている．それでSさんという例を示されているけれども，答えとして返ってきたのは「ケア提供者として私はこういう人がよかった」とは言わないで，「本人が来たいと思って来られるのがいい」と，「利用者として本人がよかったと思っている人」という挙げ方をしてこられているというのが，なぜなのかなというところがすごく気になるのです．

　つまり，このスタッフにとってはこちら側に回数を増やす基準があるのではなくて，本人が来たい，そうしたらどんどん回数を増やすというやり方をしていらっしゃるのですね．だから『スタッフが大切にしているのは本人の基準』ということです．そのことを大切にしてそれをよしとしてデイケアをやってきたら，気が付いてみたらある意味では予想していなかったような家族との関係の質の変化をきたしてしまったという．このスタッフにとっては，自分がデイケアをやっていて大事にしていることから，思いがけず予想していなかったジレンマにぶちあたってすごく悩んでいらっしゃるのだなと．だからこそ自信を

もって「どういう方ですよ」ということはすぐには答えられなかったんじゃないかなと思いました．

　いかがでしょうか．残り時間が少なくなってしまったのですが．

5）その他の大切なこと

質問者　いろいろ討論を伺っていて思ったのですが，このデータを読んで，私たちがしているのは文学的な解釈ではないと思うのですね．私たちがしなくてはいけないのはやはり研究だろうと．ということは客観性をもたせなければいけない，その1つの方法が Grounded Theory Approach だと思うのです．そこで今までの討論の中で抜けているのは何かというと，概念を文字として表していないというのが一番問題だろうと思うのです．最初オープンのコーディングをいっぱい出す．それを似たものを集めてきて概念化をし，それがそういう関係であることを客観的に示さないと研究にはならないのではないかと思います．私が実際に Grounded Theory Approach をやっていて，いつもそこが一番苦しむところです．

萱間　今回の提示はある一部分のデータで，どういうふうに発想していくかというところを主に扱いました．次の段階は1時間半の枠ではなかなかできづらいところもありますので，私どもの研究会では通年をかけて1つのテーマを扱い，オープンコーディングから軸足コーディング，あるいはダイアグラムを作ってそれらを集積し，ということをやっております．

質問者　質的なデータを集めていてそのデータを基に分析していく時にいつも，今日皆さんが発表したように分析者によって少しニュアンスが違った解釈が出てくるということがありますね．そこでもう一度インタビューに答えてくれた人に確認するということを私は付け加えるようにしています．すべてそれができるわけではないのですが，何点かの解釈があった時にもう一度患者さんなりインタビューした看護婦さんなりに確認するということをして，そのデータの解釈を誤らないようにと，それを繰り返すことによって精度が高まってくるのではないかなと思って試みるようにしています．

太田　本日は本当にありがとうございました．ご協力いただいた沖田さん，岡本先生，ありがとうございました．

（2000年12月16日）

3　2つの交流集会を振り返って

山本則子

　Grounded Theory 研究会でもった2つの公開分析会(日本看護科学学会の交流集会という形のもの)を単行本化のために振り返ると，気になる点がいくつも目についた．19回学会での集会はいろいろな側面で反省点があった．私は20回学会での集会に出席できなかったが，原稿を拝見した段階でいくつかの意見をもった．

　公開の分析会は即興の要素もあって大変難しい．継続的な会と違って後での修正がきかず，また参加者の背景もわからないまま進めなければならない．19回学会での集会では，OHPに直接書き込みながらのコーディングはまぶしいやら暑いやらで思考が途切れそうで苦しかった．終わった後は，ふだん他人にはあまり見せることのない自分の思考プロセスをさらけだした恥ずかしさや後悔で，どっと落ち込んだ．20回学会での集会を担当した竹崎氏にもきっと似たような状況があったことと推察する．そのようなわけで，他の世話人との意見交換に基づき，振り返ってみての反省点などをコメントとして付けることになった．

■第19回学会における交流集会

　この会では，このようなコーディングが一連の研究プロセスにおいてどこに位置付くのかをもう少し明確に説明したほうが良かったと思う．ここで行われたいわゆる line-by-line の分析は，文脈を無視していきなり単語から入る，というものではない．実際の分析では，まずインタビュー直後にその内容について「ここで話者は何を言わんとしていたか，このインタビューでは何が起こったか」など全体の印象に関するメモをとる．その後，具体的なコーディングの作業に先立ってインタビューごとに(あるいはいくつかのインタビューをまとめて)全体を通して何度か読み，その印象をメモし，それをもとに分析の枠組みや方向性のあたりを付ける．具体的な作業はそれから，全体の文脈に対する理解を前提としたうえで始まるのである．

　この交流集会では前日にデータを読ませていただいたが，連絡の不都合から準備されていた素材はパラグラフごとになっており，インタビュー全体の流れは筆者たちには得られなかった．これは本来的には分析上かなり厳しいことであり，「先が読みたい！」と悲鳴を上げながら検討したものである．この集会のためには，研究担当者からリサーチ・クエスチョン「保健婦の判断について理解する」を聞き，それに基づいてコーディングを試みた．得られる限りの全体を読んである程度の印象

をもってから，特に判断にかかわる内容が表れていると思われるパラグラフを選び，文章の流れの中で一言ずつの分析に入っていったわけである．

　詳細な検討の単位は分析したい内容と方向性によって異なり，パラグラフごとかもしれないし，行ごと，あるいは文ごとかもしれない．さらにそれでも足りずに「ここには何かあるんだがそれが何なのかうまく説明できない．しかしここは大事に思われて，ここで何が起こっていて，何が語られているのかもっと詳細に見たい」と判断される時に，ここで紹介したような単語ごとの分析が行われる．その詳細さは，1つの単語に関して1時間2時間と話し合う時もあるほどである．コーディングとは，テープ起こしされたデータの全ページにコードを付けるという表面的，機械的な手続きで終えられるものではない．そもそも，単にコードを書き入れるという行為のみを指すものではない．特にオープンコーディングと呼ばれる段階では，そこで起こっている出来事を理解し，研究者の思索を展開させるための素材としてデータが徹底的に切り開かれ，検討しつくされる．Straussらが意味するコーディングということのしつこさや深さを伝えたくて，あのような細かい検討を行ってみた．

　また，分析会のあとでは，分析者には詳細なメモ書きが待っていることを強調する必要があった．この会の分析の中では，保健婦の判断には多様なタイプがあること，独立して存在する一度のイベントではなく出来事の流れの中で次第に展開するプロセスであること，その際に保健婦が実にさまざまな要素に目を向けて考慮に入れていることなどの可能性が明らかになっていった．これらの話し合いの内容を整理し，必要な部分に吟味したコード名を確立し，概念としてまとめてゆくのは，メモをとりながらの分析者の思索の仕事である．メモを書くことは分析者に思索を強制する．それをしないまま交流集会で紹介したようなコーディングばかりを行っていても，分析内容は概念的なまとまりになっていかない．

　最後に，太田氏の最後の意見「データに対して複数の見方が存在すること」(本書143頁)についてもう少し説明が必要であったと思う．分析すなわち解釈には必ず分析者の主観が入り込むものである．このため，あるデータに対して百人の研究者が百様の解釈をすることもありえよう．分析者の主観は現象を概念として抽象化してゆくプロセスで必要な存在である反面，それが著しく一方的であったり狭いものであったりすると，研究対象となる素材に接近するという質的研究の目的そのものから離れてしまう．他の人の「こういう見方もできるのでは」という意見は，そのような研究者のバイアスを意識付ける重要な手段である．Grounded Theory Approach(以下，GT)で強調されるグループでの分析会は，他の人に自分の分析を提示し，それに対する批判的(しかし建設的)な意見を提供してもらうことに意味がある．データに対して全く異なる見方を示してもらうことで自分のバイアスから少し距離を置き，分析に新しい視点をもらうことができるのである．StraussとCorbinの分析会で出された分析途上のデータやコーディングはいつも徹底的にぐちゃぐちゃにされ，Corbinの「あなたの分析・枠組みを壊してしまってあまり気

落ちさせてないといいのだけれど…．でもこれも大事なプロセスだと思いますよ．尋ねたいことがあったらいつでもいらっしゃいね」という優しい声かけで会が終わるのが常であった．

　私が勉強したGTの研究プロセスはひたすらにデータと分析者の対話を重視するもので，新たな気付きを得るためにデータを徹底的に読んで頭を絞り，効率の良い分析の進め方などは考えにくかった．このため，一次コードから二次コードへ，カテゴリーの生成から中核カテゴリーへ，というような段階ごとの説明には馴染みにくい．さらに，これという正しい進め方が一律に決まっているわけではなく，リサーチ・クエスチョンとそれまでの研究プロセスに基づいて，その後のデータ収集や分析の進め方が決定される，研究者の裁量範囲が非常に広いものである．そのようなプロセスをたとえ一部でも単発の公開分析会で伝えることが，いかに難しく誤解を生みやすいものであるか，今回痛感した．

■第20回学会における交流集会

　この交流集会で紹介された2つの分析は「単語から入るか，あるいは文脈から入るか」と対置される2つの方法というよりも，どちらも分析技術の一部としてみることができるように思う．上記に述べたようにline-by-lineの詳細な分析はそれだけで存在するものではなく，文脈に対する一定の理解の下で進められる．文脈を抜きにして単語だけで分析しようとすると，分析者の背負っている文脈（経験の蓄積からきたバイアス）が色濃く出てしまう．話者の文脈は分析者のバイアスを削ぐための役割ももつように思う．その意味からも，文脈の流れを意識しない単語だけに注目した分析は非常に難しいように思われる．今回のデータ紹介者も全体をまとめて読む視点を初めにもっておられ，彼女のやった分析も「単語から入っている」とは言いがたいように思う．

　とはいえ，質問（本書153頁）にあったように，GTのline-by-lineの分析は文脈をある程度離れて言葉1つひとつを吟味する場合もある．19回学会での集会で萱間氏が自分の子供の世話について考えた時のように，言葉によっては文脈を離れて考えてみることもある．言葉そのものを吟味する部分に注目すると，GTは文脈を抜きにした分析と見えてしまわなくもない．FlickはGTを「どちらかといえば文脈にこだわらない」と位置付けている（Flick, 1998）．これはあくまで相対的な評価であって，会話分析やナラティブ分析などFlickが「sequence分析」と呼んでいる一群の分析方法に比べれば，言葉の流れそのものに対する注目は確かに少ない．しかし，これはGTが文脈（特に会話の言葉そのものだけにとらわれない出来事の流れ）を無視しているということではない．

　今回紹介された2つの分析は，方法の違いというよりも，むしろ上記に述べた「データに対して複数の見方が存在すること」を示しているように思う．一方の分析はこのデータがデイケアスタッフの発言であることよりも「デイケアで何が起こ

っているのか」に注目し，もう一方はデイケアスタッフの発言であることに注目してここで「デイケアスタッフは何を語ろうとしているのか」に焦点を当てている．この見方の違いは分析方法とは関係がないように思う．私はどちらかといえば後者に近い立場で，スタッフの意見としてこのデータを読んでいた．このため，交流集会実施前の段階で前者の分析を拝見した際のコメントには「これはあくまでスタッフの意見なので，『デイケアで何が起こっているか』という疑問をこのデータだけで解明しようとするのは難しい」と書いていた．「絆」という言葉についてのこだわりの意見も，言葉そのものに対するこだわりというよりも，これがスタッフの言葉・解釈であることに注意を喚起するために述べたものである．「デイケアで何が起こっているか」という疑問はこのデータから新たに浮かんできたもののようであり，それはそれで貴重な発見である．しかし，それをさらに検討するには，スタッフの他家族へのインタビューやデイケア前後の家族の高齢者に対するかかわりを参与観察するような複数のデータ源が，今後のサンプリングで必要になってくるように思う．

このような見方の違いはリサーチ・クエスチョンによって生じることもあるが，今回の違いはむしろ臨床あるいはデータ分析上の過去の経験や個々人の考え方による個別のバイアスによるように思われた．このため，両者は別の分析と見るよりも，主な研究担当者が自分のバイアスに気付くことができるように提供された資料としてとらえるほうが良いように思う．日本では指導教官や研究対象者が主に分析者のバイアスを検討する役にあたるが，全く異なる立場の人の意見も非常に貴重だ．最終的にどのような見方をとるかは分析者自身の判断だと思うが，全く他の人の意見を盛り込まないで行う分析は，自分のバイアスに気付かない自分の世界だけの産物で，限界があるように思う．一方，このように自分の分析中のデータを他者に見せて建設的批判を受けるというプロセスは，日本の研究者にはなじみの少ないもので，研究全般に対する新しい態度を必要とするかもしれない．

最後に，GTで作られる理論は分析者とデータの対話の産物なのであって，データだけを純粋に客観的あるいは「科学的」に分析した理論というものはありえないのではないかと思う．分析の途上でどの程度分析者の主観を活用すべきか－どれだけ分析に分析者が顔を見せるか－については諸説あるようであるが，分析者の主観を全く用いないと分析・解釈ができないと思う．どのような研究プロセスをとるにしても，理論の出来具合の最終的な試金石は，出来上った理論がどの程度他の人に理解納得してもらえるかであろう．自分が説明したい患者さんや家族・スタッフなどの経験が，忠実に生き生きと読者に理解してもらえるようにできていれば，分析の途中経過はどうあれ良い理論と呼べるのではないかと思う．

この2回の分析会は，GTにおけるデータ分析の異なる側面に焦点を当てたものとして，ワンセットで読んでいただけると良いのではないかと思う．20回学会での会の内容は，19回学会で言葉足らずだった部分(コーディングの際の文脈の強調，メモによる思索，複数の見方の存在)を検討するうえでも役立つように思われ

る．データ分析の全体は，両者で用いたさまざまな「頭の働かせかた」を行きつ戻りつしつつ進んでいく．分析のより大きな進み方は単発の分析会では検討が難しいため，今後また改めて事例をもとに紹介したいと考えている．

引用文献
1) Flick U：An Introduction to Qualitative Research. Sage, Thousand Oaks, CA, 1998

あとがき

　この本の最後の頁に残す言葉として，いったい何を書いたらよいのだろうかと気持ちが決まらぬままワード・プロセッサーの前に座っていると，Grounded Theory について座談会を行い，それを雑誌に掲載してもらおうと決めた日の光景が頭に浮かんできました．日本看護科学学会学術集会でGrounded Theory に関する交流集会を行い，その会場に集まってくださった方々の前で，継続的に活動を行っていくことを誓ってしまった私たち世話人は，さていったい何をしていこうかと聖路加看護大学のチャペルのロビーに集まり，日没後の薄暗い照明の下，ひんやりとした空気に包まれながら，熱く語り合っていた姿が思い出されます．Grounded Theory が看護界の中で注目され，この方法論を用いて研究したいと望まれている方が多数いらっしゃることを痛切に感じながら，今までに Grounded Theory Approach を用いて研究した経験をもつ世話人はいったい何ができるのか，何をすべきなのか，これはかなりの難問でした．

　交流集会の準備も含め，何回か膝を突き合わせる機会をもってきた世話人メンバーは，集まると Grounded Theory をはじめとして研究に関するそれぞれの考えを口にし，ディスカッションが展開されて，その場はまさに"知的刺激の宝庫"でした．であるならば，このディスカッションの模様をそのままお伝えする，その手法がよいのではないかという話になり，座談会を企画するという運びになりました．しかし，私たちがいくら"座談会を…"と言っても，それを皆様にお伝えしていく媒介をもたなければ，ロビーでのディスカッションから抜け出すことはできません．幸運にも，日本看護科学学会学術集会での私たちの交流集会に関心を寄せてくださった出版社の方がいるという情報を得，その方にお声をかけてみると，快くこの企画に賛同してくださいました．それが Quality Nursing という雑誌の担当者である藤本さおりさんです．彼女が私たちのもちかけ話に「うん」と言ってくれなければ座談会は成立しませんでしたし，当然この本も生まれていません．

　座談会で司会の役割を仰せつかった私は，初回の収録日を前にして，どのように進行していけばよいのか自分ではイメージができず，萱間さんの研究室に相談に伺ったこともありました．「みんな勝手にしゃべる人だから大丈

夫よ」という励ましの言葉をいただき，なるようになるしかないと心を決めたように記憶しています．座談会が始まると，またたく間に"知的刺激の宝庫"に入り込み，自分が今まで疑問に思っていたことについて，それぞれの方がどう考え，実際に研究の中ではどうされてきたのかを伺える絶好のチャンスとなり，自分自身が満たされていく感覚を毎回得ることができました．Grounded Theoryを熟知している者ではなく，私のように中途半端な知識しかもち得ていない者が司会をするメリットは，自分自身の興味関心に基づいて質問をすることが，同じような思いをもちながら座談会の記事を目にされる"読者の代理人"のような役割が果たせることではないかと考えることで，いくらか気を楽にして座談会に臨めるようになりました．実際に"読者の代理人"としての働きが十分にこなせていたか否かに関しては，読者である皆様からのご批判をいただきたく存じます．

　この座談会は筆者らが世話人として組織しているGrounded Theory研究会の活動の1つであり，本書に掲載した日本看護科学学会での交流集会への参加のほか，Grounded Theoryによる研究が多数収録されている"GROUNDED THEORY in PRACTICE"の抄読会，Grounded Theoryへの豊かな見識をもたれている木下康仁先生や水野節夫先生をお呼びしての講演会を研究会活動の一貫として行ってきました．また，分析方法を理解するには実際に分析のプロセスに触れる機会を得ることが有効であると考え，データ分析を数回にわたって継続的に行い，最終的に結果をまとめるまでのプロセスを研究会のメンバーと共有するセッションも設けました．このようなGrounded Theory研究会の活動に世話人の1人として参加しながら，今ここで感じていることを何点か挙げてみたいと思います．

　まず，Grounded Theory Approachを用いた研究には，「このようにデータ分析をすればよいのだ」という唯一絶対のやり方が存在するわけではないということです．これは，座談会の章を読み進めていただけば一目瞭然だと思います．3人の方は，それぞれのやり方でコーディングを進めていました．ただし，その中で強調されていたことは，どのように分析をすることによって，自分が明らかにしたいことに答えを出せるのか，自分が理論化を図りたい現象に関して概念を生み出し，その概念によって説明可能にし得るのかを吟味することの大切さだと思います．すなわち，常に自分のリサーチ・クエスチョンに沿って，より良い分析の進め方を決めていくということになるでしょう．データという材料をもってきて，決められた手順書通りに調理していけば，おいしく料理された結果という産物が出てくると思いがちで，つい"おいしい料理を作る手順書"を探し求めてしまいますが，そんなものは存在しないと再認識させてもらえたことが，私にとっての大きな収穫で

す．

　もう一点はっとさせられたことは，今まで自分がいかにデータ収集の仕方や分析方法に目を奪われ，そこから生み出された研究結果に対して注意を払っていなかったかということです．抄読会で読んでいる研究論文は，研究の結果生み出された理論を中心に記述されており，どのようなデータから，どのような分析プロセスを経てこの概念が生じ，このような理論になったのかが読者には伝わりにくいものも多く，データ収集や分析のハウツーにばかり目がいっていた私は，物足りなさを感じたものでした．しかし，抄読会での参加者と世話人とのやりとりを聴いたり，講演会での木下先生のお話を伺ったりする中で，研究の産物である理論が，どれだけその現象について理解を深めるための新たな知見を有しているかに関して検討することが重要なのだと気付くことができました．こう考えると，座談会に登場している私は，他のメンバーに対して，執拗にハウツーを求めている嫌いがあり，反省を残すところです．また，今後 Grounded Theory Approach を用いた研究をはじめ質的研究に対するクリティークの基準を明確にしていく必要がありますが，上述したような研究の産物に対する評価を重視する姿勢が求められていると感じました．

　さらに，Grounded Theory Approach の分析過程とは，分析者がいかに頭を柔軟にし，データが自ら語ろうとしていることを読み取るかという，データとのコミュニケーションのプロセスであることを再認識しました．座談会の中で，データを概念化し，カテゴリー化する過程について，萱間さんは「サラサラした豆乳から，固まりがポコンポコンと出てくるイメージ」「かたちに『する』のではなく『なる』のだ」と表現されていたことが，とても印象に残っています．データを繰り返して読み，時には１つの言葉の意味について途方もない時間をかけて吟味する，そのようなプロセスを経て，データが私たち分析者に語りかけてくれるのを待つ．研究会で行ったデータ分析のセッションに参加しながらも感じたことですが，データ分析とは苦悩と忍耐のプロセスです．水野先生が講演の中で，"pre-naming" の過程を重視されていましたが，これはデータを十分に吟味せず，データが語りかけてくるのを待たずに，分析者が安易に"お名前付け"に走ることへの警告と受け取りました．

　このように考えていくと，Grounded Theory Approach を用いて研究するには，自分自身を磨くしかないという結論に至ります．これは，Grounded Theory において"理論的感受性(theoretical sensitivity)"というものが重視されている由縁でもありましょう．データとのコミュニケーション力をアップするためには，まずは質的なデータとコミュニケーションをする機

あとがき

会をもつことが第一歩であるように思います．「じゃあ，どうやってデータとコミュニケーションをするの？」との疑問をもたれる方にとって，座談会や交流集会を通して，そこに登場する人たちそれぞれが実践しているデータとのコミュニケーションの方法が参考になれば幸いです．私自身は，最近，カテゴリーの特性（property）や次元（dimension）というものを意識しながらデータを分析している自分に気が付きました．これは座談会や交流集会に参加することで身に着けていったものだと思います．そのことによって，自分自身のデータとのコミュニケーション方法が広がり，より深くデータに入り込めるようになったと思えて，嬉しく感じています．

　Grounded Theory Approach が，データを収集しては分析をし，その分析した結果から次のデータ収集の方法を検討するという"やりながら考える""考えながらやる"研究方法であるならば，この本が出来上るまでの過程も，作業を進めながら新たなものを加え，それを加えてみてはさらにそれを補い，より豊かなものにするために新たな企画をするという，まさに"やりながら考える""考えながらやる"スタイルで進めてきたように思います．このような，私たちのスタイルに根気強くお付き合いくださり，1冊の本として完成に至るよう導いてくださいました文光堂の藤本さおりさんに改めて感謝申し上げます．最後に，交流集会の際にデータ提供をしてくださった上野昌江さん，沖田裕子さん，フロアより質問をしてくださった方々へ，本書への収載をご許可くださったことに対しまして心より御礼申し上げ，筆を置きたいと思います．

2002年5月　**大川貴子**

欧文索引

A

action/interaction 13, 104
Auditability 119
Axial Coding 13

C

Category 8
code notes 90
coding 10, 16
Concept 8
conditions 13, 104
consequences 14
Constant Comparison 10, 141
Constant Questioning 11, 141
Corbin 7, 157
Core Category 14, 109
Credibility 119

D, F, G

Diagram 99
Diagramming 11
Dimension 8
dimensionalizing 94
Fittingness 119
Flick 7, 9, 16, 89, 158
Glaser 7
Grand Theory 7, 37

Grounded Theory Approach(GT) 7

I, K, L, M

implication 124, 125
in vivo codes 89
KJ法 153
line-by-line coding 10, 133, 142, 158
Mead 33, 37
Memoing 11

O, P

Open Coding 10
operational notes 90
Paradigm Model 13
Property 8

S, T, V

Selective Coding 14
sequence 分析 158
Sorting 11, 16
Story Line 14
Strauss 7, 16, 33, 37, 44, 87, 157
Symbolic Interactionism 33
theoretical notes 90, 93
Theoretical Sampling 9
Theoretical Saturation 15
validation 113

和文索引

あ行

一語一語のコーディング　142
インタビュー　41, 43, 44, 46, 47, 67, 69
インタビューの録音　64
インフォームド・コンセント　50
エスノメソドロジー　38
オープンコーディング　10, 15, 71, 80, 131, 144, 145

か行

外的妥当性　118, 119
概念　8, 74
概念化　26, 35
概念と概念の関係性　102
会話分析　158
学位論文　118
仮説　77
カテゴリー　8, 52
観察記録　66
観察のトレーニング　60
帰結　13
木下康仁　121
継続的な問い　11, 12, 135, 141
継続比較法　10, 103, 141
結果　78, 124
結果の示し方　123
研究計画書　50, 53, 57
研究デザイン　41
研究同意書　54
現象学　34, 35, 38, 46
現象学的アプローチ　124
行為/相互行為　13
考察　124

コーディング（コード化）　80, 92, 103, 109, 131, 133
コーディングの際の留意点　92
コーディングのトレーニング　61
コード　94
コードノート　11, 80, 83, 84, 90
コードリスト　88, 92
誇大理論　7, 37
コンテクスト　27

さ行

サイン　54
参加観察　41, 42, 43, 46, 47, 53, 66
サンプル数　52
軸足（Axial）コーディング　13, 15, 69, 92, 100, 131, 134
軸足（Axial）コーディングの始まり　94
次元　8
次元化　94
示唆　124, 125
質的研究　29, 58, 119, 125
質的研究の評価基準　119
質的方法論　38
状況　13
象徴的相互作用主義　18
象徴的相互作用論　33, 35, 37
署名　54
信頼性　118, 119
スーパーヴァイザー　118, 151
図示　11
ストーリーライン　14, 113, 114, 123
図表　99
生体コード　89
選択的コーディング　14
選択的コーディングの始まり　109

操作的ノート　11, 82, 84, 90
ソフトウェア　13

た行

ダイアグラム　99, 103, 104
妥当性　43, 79, 118, 119
妥当性の確保　79, 118
妥当性の検証　52
妥当性の検討　56, 113
逐語録　57
中核カテゴリー　14, 109, 123
データ収集　48, 60, 66, 73
データ収集の収束段階　78
データ収集方法　45
データのニュアンス　152
データを残す　124
テープ起こし　69, 71
投稿　126
特性　8

な行

内的妥当性　118, 119
ナラティブ分析　158
ネガティブ・データ　52, 78

は行

バイアス　63, 158, 159
パイロットスタディ　62
話の腰を折ってしまう　69
パラダイム(モデル)　13, 103, 104

ビデオ　44, 62, 64, 67, 71
フィードバック　14, 56, 123
フィールドノート　97
プラグマティズム　7, 33
文化人類学　49
分析結果の確認　122
文脈　27, 144, 158
文脈化　11
分類　11, 93
方法論　29, 37

ま行

水野節夫　151
メモ　11, 66, 82, 84, 90, 141

ら行

リサーチ・クエスチョン　23, 44, 126
量的研究　29, 120
理論化　25
理論構築　37
理論的サンプリング　9, 14, 50, 77, 103
理論的前提　33, 37
理論的前提と方法論の接点　37
理論的前提のとらえ方　36
理論的ノート　11, 82, 84, 85, 90, 94, 95
理論的背景　40
理論的飽和　15
倫理委員会　53, 54
倫理的配慮　53
論文　122, 123
論文審査　57, 114

● 著者プロフィール ●

①現職，②専門，③略歴，④質的研究関連の主要論文

● 山本則子 やまもとのりこ

①特定非営利活動法人 TBI リハビリテーションセンター研究員　千葉大学共同研究推進センター客員教授　埼玉医科大学総合医療センター訪問看護ステーション勤務
②老年看護学．慢性疾患(特に痴呆)をもつ高齢者とその家族への看護，心理的 well-being の形成過程．
③1986年　東京大学医学部保健学科卒業
　1991年　東京大学大学院医学系研究科修士課程修了(保健学)
　1994年　カリフォルニア大学サンフランシスコ校看護学部博士課程修了．Ph.D.(看護学)
　2003年　カリフォルニア大学ロサンゼルス校看護学部 post master nurse practitioner program 修了．カリフォルニア州 Gerontological Nurse Practitioner．
④山本則子：痴呆老人の家族介護に関する研究；娘及び嫁介護者の人生における介護経験の意味．看護研究，28，178-199，313-333，409-428，481-500，1995．
　Yamamoto, N. & Wallhagen, M.I.：The continuation of family caregiving in Japan. Journal of Health and Social Behavior, 38, 164-176, 1997.
　Yamamoto, N. & Wallhagen, M.I.：Service use by family caregivers in Japan. Social Science and Medicine, 47, 677-691, 1998.

● 萱間真美 かやままみ

①東京大学大学院医学系研究科　助教授
②精神看護学．精神科看護(病院・地域)における看護技術の明確化，業務内容および業務量測定の方法論開発，母親の精神衛生と児童虐待防止，特定疾患患者家族の QOL．
③1986年　聖路加看護大学看護学部卒業
　1991年　聖路加看護大学大学院修士課程修了(看護学)
　1998年　東京大学大学院医学系研究科博士課程修了．博士(保健学)
　精神科臨床，大学専任講師，公立研究所主任研究員を経て 2002 年より現職．
④萱間真美：精神分裂病急性期の患者に対する看護ケアの意味とその構造．看護研究，24(5)，59-77，1991．
　萱間真美，田中美恵子，中山洋子：精神分裂病患者の社会復帰を促す看護婦のコミュニケーション技術の分析．看護研究，28(6)，25-33，1995．
　萱間真美：精神分裂病者に対する訪問ケアに用いられる熟練看護職の看護技術；保健婦，訪問看護婦のケア実践の分析．看護研究，32(1)，53-76，1999．
　中村美穂，萱間真美：精神科救急外来における看護者の介入技法に関する内容分析．日本精神保健看護学会誌，8，26-32，1999．
　Kayama, M., Zerwech, J., Thornton, K., Murashima, S.：Japanese expert public health nurses empower clients with schizophrenia living in the community, Journal of Psychosocial Nursing and Mental Health Services, 39(2), 40-45, 2001.

● 太田喜久子 おおたきくこ

①慶應義塾大学看護医療学部　教授
②老年看護学．痴呆性高齢者のケア，痴呆性高齢者と家族の相互作用，せん妄ケアモデルの開発，高齢者の日常生活能力と認知障害状態との関連，高齢者の在宅介護支援サービスの利用状況と地域特徴，高齢者グループホームケアの効果，介護保険認定の課題など．
③1975年　聖路加看護大学衛生看護学部卒業
　1982年　聖路加看護大学大学院看護学研究科修士課程修了(看護学)
　1994年　聖路加看護大学大学院看護学研究科博士後期課程修了．博士(看護学)
　聖路加看護大学教授，宮城大学教授を経て，2001 より現職．
④太田喜久子：痴呆性老人と主たる介護者との家庭における相互作用の特徴；痴呆性老人の「確かさ」へのこだわりに焦点をあてて．日本看護科学会誌，14(4)，29-37，1994．
　太田喜久子：痴呆性老人と介護者の家庭における相互作用の構造．看護研究，29(1)，71-82，1996．
　太田喜久子：質的研究方法と倫理的課題．第 21 回日本看護科学学会学術集会シンポジウム"看護研究の方法論と倫理"，日本看護科学会誌，22(2)，77-78，2002．

● 大川貴子 おおかわたかこ

①福島県立医科大学看護学部　講師
②精神看護学．看護師のケアに対する患者の認知，看護師に対する心理的サポート，精神障害者の地域生活に向けての援助．
③1988年　聖路加看護大学看護学部卒業
　1993年　聖路加看護大学大学院修士課程修了(看護学)
　1996年　聖路加看護大学大学院博士課程入学(在籍中)
　臨床，大学助手，リエゾン精神専門看護婦(非常勤)を経て，1999 年より現職．
④大川貴子："看護者の行為"に対する患者の認知；リハビリテーション病棟に入院している脳血管障害患者に焦点をあてて．看護研究，28(2)，115-132，1995．
　近澤範子，大川貴子，青本さとみ：「医療チームの連携」を生み出す看護婦の技術．看護研究，29(1)，59-70，1996．

検印省略

グラウンデッドセオリー法を用いた看護研究のプロセス
定価（本体2,400円＋税）

2002年10月26日　第1版　第1刷発行
2005年10月17日　　同　　第4刷発行

著者　山本則子（やまもとのりこ）
　　　萱間真美（かやまままみ）
　　　太田喜久子（おおたきくこ）
　　　大川貴子（おおかわたかこ）

発行者　浅井宏祐

発行所　株式会社 文光堂
〒113-0033
東京都文京区本郷7-2-7
電話　(03)3813-5478（営業）
　　　(03)3813-5411（編集）

印刷・真興社

© 山本則子, 萱間真美, 太田喜久子, 大川貴子　2002
Printed in Japan　　乱丁・落丁の際はお取り替えいたします．

ISBN4-8306-4629-2

・本書の複製権・上映権・譲渡権・公衆送信権（送信可能化権を含む）は株式会社文光堂が保有します．

・**JCLS**＜(株)日本著作出版権管理システム委託出版物＞
本書の無断複写は著作権法上での例外を除き禁じられています．複写される場合は，そのつど事前に，(株)日本著作出版権管理システム（電話 03-3817-5670, FAX 03-3815-8199, e-mail:info@jcls.co.jp）の許諾を得てください．